四万十の流れのように生きて死ぬ

小笠原望
大野内科理事長

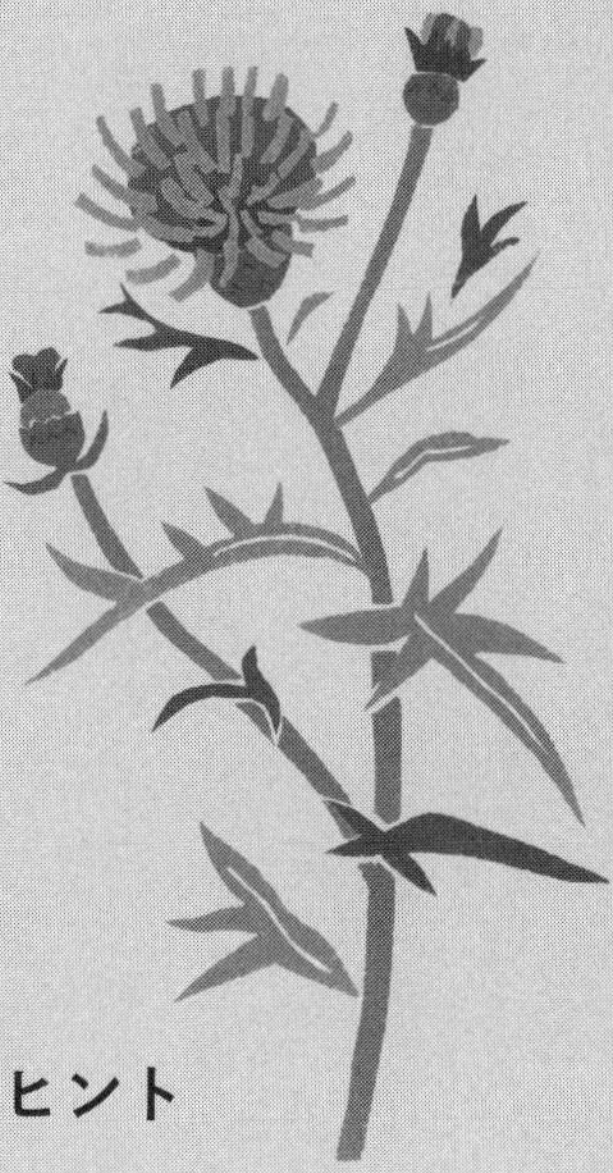

いのちの終わりを
自然に受け入れるためのヒント

清流出版

はじめに

医療の現場に立って、四十五年になろうとしています。そして、バリバリの現役です。ぼくは研究歴のない根っからの臨床医で、臨床の場所は三か所しか知らないちょっと変わった経歴の医者をしてきました。

徳島大学医学部第一内科学教室に入局して、新入医局員歓迎会でアカペラで二曲も歌って「変わった新人」と言われました。翌年に赴任した高松赤十字病院でも、赴任初日がちょうど新年会であり、そこで歌い踊り、指導医をハラハラさせました。本人はいたって真面目で小心だと思っているのですが、振り返ると節目節目ではじっとしていない性格なのだと今にして思います。

高松赤十字病院で、高校生からの夢であった臨床をバリバリとして、文章を書いて、講演をして、定期刊行物の編集長をする、それがすべてかなうようになりました。患者さんと家族、看護師さんたちとの毎日はいつも新鮮で、それにこころを躍らせながら、看護師の専門誌に連載エッセイを書き、香川県内をはじめあっちこっちに講演に出向きました。

四万十《しまんと》に来て、大野内科という診療所の田舎医者になりもう高松の時のようなあんないい時代はないと思っていたら、地元の高知新聞の連載や全国紙・朝日新聞に関連する月刊誌『スタイルアサヒ』に書かせていただき今に至りました。いつも誰かに出会い、道を拓いてもらいました。

このたびは岸川貴文氏との出会いで、一冊の本が出来上がりました。今までのぼくの単行本は連載されたものをまとめたものがほとんどですが、今回は書き下ろしの一冊です。岸川氏が項目を作ってくれて、それにぼくが答える形、講演をするような気持ちで書き進みました。

これからの自分の生き方、終わり方（これを四万十では仕舞い方といいます）を考えている人、介護中の大変な人、これから介護の世界が待っている人、そんな人に読んでいただけたらとの想いで、一冊の本ができました。

ちょうど医療の現場は新型コロナウイルスへの対応で大変な時期でした。週末の講演会はすべて中止になり、その時間をこの本の執筆に当てました。作っていただいた項目に素直に書きましたので、重複があるかもしれませんが、今までにぼくが医療の現場で経験したことをしばられることなく吐き出した感じです。

ぼくの今の到達点として感じるままに書きました。思えば、医療の現場でぼくはずいぶんと鍛えられました。そして変わりました。信仰のないぼくがどう生きてどう死ぬかを考えさせてもらった時間かとも思います。

四万十に来て自然を感じることで、一段とぼくは変わりました。「ひとのいのちも自然のなかのもの」と感じたことが大きかったです。ぼくの想いが読者の皆様に伝わればしあわせです。日々のぼくを支えてくれている妻と家族に、まずありがとうと記します。大野内科の職員にも、感謝です（写真は森千里大野内科事務長の撮影したものです）。そして何よりも、出会えたたくさんの患者さんたちに感謝しています。

この本ができるにあたって一番お世話になった、岸川貴文氏に改めてお礼を申し上げます。ありがとうございました。

目次

第三章　介護と家族

第六章　自然のなかで生きて

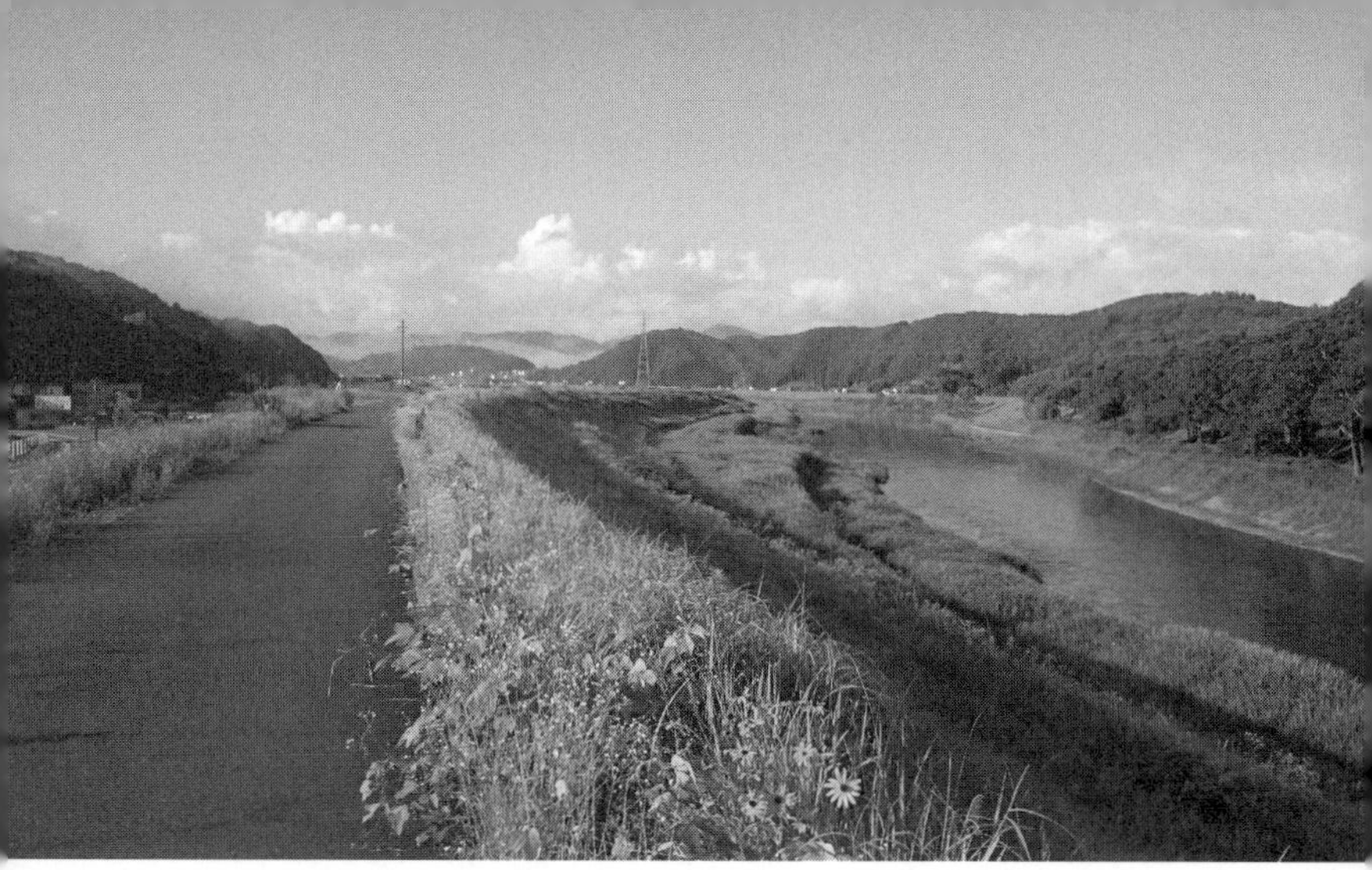

第一章

簡単に死なせてくれない

◆今は簡単には死なせてくれない時代

ぼくがまだ駆け出しの内科医の頃、集中治療室で麻酔科の先輩の部長から人工呼吸器の使い方、心肺蘇生をとことん教わりました。目の前で死にそうな患者さんを救うこと、それに一番の価値を置いていたのは、他の同僚の医者と一緒でした。

「一分一秒でも患者さんには長く生きていてほしい」

どんないのちにも、全力で向かい合っていた時期がありました。そんな毎日に疑問を感じず、ぎりぎりのいのちに自分がかかわれることに満足感を感じていた頃に、こんなことがありました。

「人間はここまでして生きないといけないんでしょうか」

集中治療室で治療中の患者さんに面会をした家族からの、ぽつんと口にしたひと言にはっとしました。泌尿器科に入院中の七十代の男性の患者さんでした。喘息《ぜんそく》状態がどんどん悪くなり集中治療室に移りました。主治医のぼくはできる手はすべて尽して、気管内挿管をして人工呼吸器も使うようになりました。顔が腫《は》れて、全身も腫れてきていました。見通しがつかないままに、とにかく精一杯の薬を使い、一生懸命でした。

家族の言葉はぼくにとっては意外でした。「これだけがんばっているのに」の気持ちもぼくには当時ありました。ただこのひと言は、全力で医療者ができることをできるだけすることだけがいのちへの誠意ではないのではと、ぼくが疑問を持ちだした分岐点になりました。患者さんはそれから数日して亡くなりました。最後は何をしてもうまくいかず、ずるずると悪くなり、諦めていないのは医者のぼくだけという状態になっていました。家族が運転する普通乗用車の後部座席で、家族の膝の上に横たわって病院をあとにするのを、病院の地下玄関で送る場面は今でも覚えています。

それは、それまで集中治療室で家族の面会も制限されていた時間の長さと、寝台車を使わず車の後部座席の家族の膝の上の患者さんの姿のコントラストが、「いのちにはできることをすべてする」というぼくに、患者さんのいのちに大切な役割とは何かを考えさせる出発点になったように思います。

当時、ぼくが勤めていたのは高松赤十字病院で、その地域では大病院の範囲に入ります。今はそうでもないでしょうが、当時の大病院では「患者さんの死は医療の敗北」という雰囲気がありました。ただ、目の前の患者さんのいのちが今まさに亡くなろうとしている時に、技術を学び、経験を積んだことはぼくのそれからの医療に幅を持たせたことは事実です。「何かの時には救命はできる技術はある」という自信は、ぼくの医療の場面での余裕につながっていると思います。

救急の場面では、原則救命になります。救急車で搬送されてきたら、目の前のいのちには今も同じことがおこなわれると思います。蘇生を望まない、延命治療は受けたくないとの意思表示はきちんとしておかないと、家族はだいたい延命を選びます。医療者側も強い意思表示がないと治療に手加減はしません。

在宅医療の現場でも、救急車をあわてて家族が呼んでそのまま救急の処置を受けた話はよく聞きます。それでよかった時もあれば、またご本人には不本意なことになることもあります。

助かる可能性のあるいのちにはとことんがんばる、これは医療の原則です。

ただ、認知症のある高齢者の食事ができなくなった時、同じようながんばる医療が適当かというと問題があります。胃ろうを造るかどうかは、大きな分かれ道です。それこそ、「そこまでして生きていただく」ことが本当に患者さんの幸せになるかどうか、きちんとみんなで相談したいところです。

日頃介護の現場にいない遠くに住む家族は、「なんとかなりませんか」とよく口にします。これは介護の日々を担っていない負い目の裏返しかもしれませんし、介護の大変さを知らないからこそ言える言葉かもしれません。高齢者のいのちをどう対処するかという時に、現場に決定できる人がいないと、がんばる医療がされることになります。

「私がそちらへ着くまでは、なんとかしてください」

そのひと言で、いのちの自然な流れがぶち壊しになることがよくあります。

「父を笑って送りたい」という一人娘がいました。認知症の父のことで長く相談に乗っていました。特別養護老人ホームに入って三年目に、食べられなくなりました。

「先生の両親だったらどうしますか」

相談に来た娘と向かい合って話をしました。患者さんは八十三歳、機嫌のいい時は独り言をいいますが、もちろん寝たきりの状態でした。施設の職員との会話もほとんど成り立ちにくいと聞きました。

「ぼくだったら、胃ろうは造りません。ここまで生きてきて食事ができないだけでなくて全体の力が落ちてきていたら、老衰じゃないでしょうか。無理に胃ろうを造って食べることだけがなんとかなっても、どんなでしょうか」

そう、いのちの自然さを話しました。娘は自分でも考えてみると言って、話を終わりました。結局、胃ろうは見送りました。なじみの施設の職員に見守られ、ぼくも連日診察に行くかたちで最期を迎えました。

「考えていた通り、笑顔で父を見送れました」

後日、診療所に挨拶に来てくれた娘は、本当ににっこりとしていました。

◆何もしないことは何かするより難しい

救急蘇生の現場で、医者は時々怒鳴ります。いのちが目の前でなんとかなりそうな時の緊張、不安は何回経験しても大変なものです。処置のために手を動かしている時や、看護師に指示をしている時はまだ楽です。何もしていないと、そこにいるだけで不安になります。

ぼくは若い頃、救急蘇生の場でよく怒鳴られていました。高松赤十字病院という香川県の中核病院で、当時の麻酔科の部長に現場によく呼び出されました。そこでたくさんの「いのちを救う」ための場面を経験しました。処置の指導もたくさん受けました。当時の内科医としては何でもできると、ぼくは病院内で重宝されていました。各科の病棟で急に容体の変わった患者さんがいると、内科医のぼくが呼ばれました。それが、ぼくを鍛えてくれました。

ひと通りのことができるようになってきて、この患者さんにはここまで、この患者さんにはと、自分の受け持ちの患者さんのいのちのかかった場面の対応に変化が起こりだしました。「できることを患者さんにすべてする」ことから、「ここまでしてこれ以上はしない」、そんなことを考えるようになりました。

病院勤務の内科医としては、ちょっと変わっていました。

ある時、八十歳を超えた患者さんの担当医になりました。長く連れ添った妻が、ぼくの外来診療に夫を連れてきました。耳の遠い患者さんに、妻が通訳のように耳元で話をするのが微笑ましい光景でした。

患者さんに癌が見つかりました。当時は告知が一般的ではありませんでしたので、家族の意見を聞きました。「無理な治療はいらない」とのことでした。患者さんの血圧が下がってきた時、ちょうど土曜日の午後でした。家族がベッドを取り囲んで座っていました。家族と一緒にぼくも座り込んで夕方まで時間を過ごしました。そのなかで、妻がコクリコクリと居眠りを始めました。みんながクスクスと笑いながら、緊張感のない時間でした。

点滴もなく、心拍数を観察する機械もなく、病院のなかでの穏やかな最期でした。こんなにやわらかな雰囲気は経験したことがなく、印象に残っています。何も医療行為はしないけれども、いのちを見守ることには変わりはない。何かしないといけないというのは、医療者の自己満足かもしれないと思うようになりました。

病院で患者さんが亡くなる時に、みんな心電図のモニターをつけます。ナースステーションで見守るためなのでしょうが、いよいよの時に病室にそれが運び込まれるのがぼくは嫌でした。家族がモニターの心電計の波形ばかり見るのです。

「いのちはそちらではありません」

思わず、家族に注意した場面もありました。あの人工的な音が看取りの場面には不似合いのように思い、ある時期からぼくの患者さんの看取りの場面には機械を病室に入れないようにしました。

在宅医療には、医療行為をしないで見守る場面が多くあります。何もしないほうが何かをするよりもエネルギーがいります。「いのちとの距離」が、ずっと近くなるような気持ちになります。超高齢者の在宅医療は、話をしながら、細かく観察しながら、医療行為を抑えることが一番だと思います。

「食べないから点滴してください」

在宅医療の場面で、こんな話がよくあります。直接でなくても、点滴を望む家族の気持ちが伝わってくる場面があります。この点滴が、患者さんの負担になることがあります。高齢者や癌の患者さんは、ほどほどにからだが乾いてゆくのが自然だと思います。点滴をどうしてもと希望する家族がいます。「食べられないと点滴」の気持ちは根強くあります。説明して納得していただくこともありますが、どうしてもという時は少量にします。点滴は原則静脈にするものですが、静脈から入れることが難しい時は、吸収は少なくても皮下にすることもあります。

直接的な医療行為を何もしないほうが、患者さんには楽な場面があります。医療行為をしないで看取りに入る場面では、できるだけ電話を入れるか、訪問する回数を多くするようにしています。患者さんの診察をして、家族に説明をして少しでも患者さんのそばにいるようにします。家族の不安が少しでも少ないようにと工夫をします。

患者さん自身の病状もいろいろですが、家族の気持ちもそれぞれです。不安の強い家族には、説明を丁寧にします。それでも、目の前のことは初めてのことばかりですので、エネルギーがいるのはぼくもそうですが、家族がもっとでしょう。

点滴といえば、こんなこともありました。肝硬変で、高齢の患者さんでした。食事の量が減ってきました。いよいよという時に娘からの話がありました。

「先生、点滴を一本していただけませんか」

娘のたっての希望で、訪問看護師に点滴を指示しました。その点滴中に患者さんは亡くなりました。娘の親孝行の気持ちだったのでしょう。

「できることをできるだけ」からいのちの自然さを壊さない様な支え方をするのには、現場での経験とともに、何かをするよりももっと大きなエネルギーが必要です。ばたばたしているほうが、いのちを直視しないで楽かもしれません。その場にいないのがもっと楽です。

その人に一番いいことは何か、家族や医療者の自己満足に陥らないように、いのちの自然さという視点は忘れないようにしたいものです。

◆「いい仕舞い」―四万十の言葉―

ぼくの働く診療所・大野内科は、四万十川のほとりにあります。それも、源流から百九十六キロを、蛇行を繰り返して太平洋に注ぐ四万十川の河口から十キロ手前の赤鉄橋《あかてっきょう》（地元の人はこう呼ぶ、大正十五年に作られた全長四百メートルあまりの四万十川橋）のもとにあります。

診療所の二階の窓から、左岸から右岸に流れをかえる大河が見えます。手が空いた土曜日の午後に、診療所の二階の窓辺に座って川の流れや堤防を行き交う人たちをぼーと眺める時間が好きです。

二十年の勤務医を終えて、四万十に来て田舎医者になりました。病院を走り回って一日が終わる生活をしていましたので、拍子抜けのところもありました。外来診療の患者さんも少ないし、テンポもゆっくりしていて、しばらくは診察室で本を読んでいる時間のほうが長いくらいでした。

勤務医の最後の年だったと思います。徳島県の鴨島町《かもじまちょう》（現・吉野川市《よしのがわし》）の医師会から講演に呼ばれて行ったことがありました。「終末期医療」がテーマでした。ぼくは病院での今でいう緩和ケアの話をして、在宅でのケアができたらもっといいとの話をしました。講演のなかで、「見上げてごらん夜の星を」を歌いました。講演の後に、質疑応答がありました。手があがりました。

「先生はこれから在宅死の看取りをする覚悟はありますか」

厳しい質問でした。

「ぼくは将来、田舎医者をするつもりですので、そうなったら在宅医療や在宅での看取りはするつもりです」

そう答えました。若い講師を試す質問に、正面から答えました。四万十に来てから、このやりとりのシーンは妙に頭のなかで残っていました。

四万十に来て一年目。外来診療が忙しくないので、外回り（ぼくは当時、訪問診療のことをそう呼んでいました）をぼつぼつ始めるようになりました。ごくごく自然の流れでした。

二人の患者さんを、四万十に移った年に看取りました。今から思うと、病院の匂いをさせる濃厚な医療をしていました。ひとりの方には二十四時間の病院のような持続点滴までしました。点滴のなかに入れる薬の準備をしていると、鳥の声が聞こえました。

「あれはうぐいすですか」

「そうです。まだまだ上手ではありません。もうちょっと経つともっときれいな声になります」

介護する患者さんの妻に、そう教えてもらったこともありました。二、三年目頃だったでしょうか。九十歳に近い、ちっちゃな女性を往診することになりました。相撲が大好きで、特に高知県出身力士には応援の力が入っていました。場所中は診察よりも、相撲が優先するような具合でした。耳がちょっと遠いのですが、庭にも時々は出てそれなりの生活をしていました。

ある朝、家族から電話がありました。ゼーゼーと言って急に様子が違うとのこと。診察に行きました。朝は自宅前のちょっとした坂道を上り降りして、いつものように宅配の牛乳を取ってきたと言います。心不全ではないかと思いました。本人は病院には行かないと言うし、家族も本人の気持ちを大切にしたいとのことでした。

「自宅でできることをできるだけということでいいですね」

こうぼくは宣言して、処置を始めました。診療所の看護師に来てもらって、ぼくは診療所に戻りました。昼に診察にゆき、夕方に外来の診療を終えてまた診察にゆきました。状態はそんなに変わらず、ゼーゼーは少し軽くなっていました。

「楽になる注射をしておくから、また明日の朝に来ます」

患者さんはうなずいてくれました。ぼくは心臓が楽になるように少量の薬を筋肉注射しました。家に帰ってほどなく電話が鳴りました。すぐに駆け付けましたが、予想しないあっけない最期でした。

臨終を告げたぼくに、かけられた言葉が次のひと言でした。

「いい仕舞いをありがとうございました」

この時に初めてぼくは「いい仕舞い」という言葉を聞きました。

痛まず、苦しまず、食べて、なじみのなかで迎える最期を「いい仕舞い」と、四万十の人たちは言うのだと知りました。その日の朝まで、配達された牛乳瓶を取りに行って、朝の食事もして、住み慣れた家で家族に囲まれての最期は、ご本人が望んでいた形だったのでしょう。

「いい仕舞いでしたね」と、患者さんの通夜で聞くことがあります。「わたしもあんな仕舞い方でお願いします」とも声をかけられます。「いい仕舞い」のための条件は、そんなに難しいことではありません。

患者さんの覚悟、家族の覚悟、いのちには終わりがあることが自然であることをこころに置くこと。「ひとのいのちも自然のなかのもの」という気持ちが、四万十の自然のなかで出来上がっているのではとぼくは感じます。いのちへのきっぱりした気持ちが、「いい仕舞い」につながっているのではといつも思います。

「いい仕舞い」のプロデューサーになること、これがぼくの四万十での大きな仕事の柱になってゆくのです。

◆最期は自分で決めたらいい

高松赤十字病院での勤務医としての最後の十年を、ぼくは神経内科部長の肩書きで仕事をしていました。将来はなんでもできる田舎医者になりたいという夢は持っていましたが、すべては将来のための修業という気持ちでこの総合病院で汗を流していました。

この間、神経内科医として、進行性筋ジストロフィーの青年たちとその家族とかかわりました。進行性筋ジストロフィーのデュシェンヌ型は小学校入学頃から歩くことが難しくなり、高学年で車椅子になり、青年期に呼吸がしにくくなるという進行性の病気です。人工呼吸器を使わなければ二十歳までしか生きられないというのが、当時の通説でした。

人工呼吸器を使って生きるかどうか、これを青年と向かい合って決める作業はぼくを鍛えてくれました。その頃かかわった人たちの顔が浮かびます。そのなかで、同い年のふたりがいました。A君とB君とします。

A君は車椅子で大学に通っていました。母がずっと付き添っていました。ある時に風邪をひいてから、調子がガクっと落ちました。それはしのいだのですが、ほどなくまた熱が出ました。来院したA君はぼんやりとしていました。マスクから肺に空気を押し込む処置をすると意識がしっかりしてきました。

「このままだと長くは生きられない。人工呼吸器を着けたらいのちは大丈夫だけれど、どうする？」

ぼくは二十歳のA君に、問いかけました。A君は答えません。そのうち二酸化炭素が溜まってきて、またぼうっとしてきました。お母さんがそばから言いました。

「人工呼吸器を着けてもらうように、先生に言いなさいよ」

「お母さん、これはA君のいのちの問題だから、自分で決めてもらいましょう」

そんなやりとりもありました。もう一度、処置を繰り返したら意識が戻ってきました。

「どうする」

と、聞きながらぼくは酷なことだと心底思いました。ただ、本人の意思でないと本人にとって不本意な生き方になりはしないかと思っていました。意識の戻ったA君は人工呼吸器を着けることを選びました。

それから十九年、A君は人工呼吸器で生き抜きました。まだ、人工呼吸器を夜だけ使っている時に、オセロ大会の中四国予選に参加するために広島と高松を往復しました。ぼくは時々気管切開口から痰を吸引する付き添い役でした。その大会で三位になって、東京の全国大会にも飛行機に乗って日帰りで行きました。それも二年続けてでした。もちろんぼくも付き添いました。

寡黙な青年でしたが、読売ジャイアンツが大好きで野球の話もよくしました。病院の近くの市民会館で行われた好きな歌手のコンサートへも一緒に行きました。みんな総立ちの中で、車椅子のA君、その痰を引くぼくだけ座っていました。

ぼくが病院を辞めてからも、高松に出てゆく時は病室に立ち寄りました。後任の神経内科の後輩からも時々報告がありました。「人工呼吸器を着けます」から、十九年間A君の生活がありました。

一方、同い年のB君は、背筋をきゅっと伸ばした哲人のような青年でした。A君とも親交がありました。息が苦しい時があると、母親と一緒に診察を受けに来ました。ある時、診察を終わって、ぼくが最後に言いました。

「呼吸が苦しくなったら人工呼吸器という方法があるけれど、どうしますか」

「ぼくは人工呼吸器は着けません。A君のお母さんのために人工呼吸器を着けて生きることは意味があると思います。ぼくはこれ以上、母親に迷惑はかけたくはないです」

B君はきっぱりとそう口にしました。後ろに立つ母親は戸惑った顔でした。

「気が変わったら、いつでもおいでよ。待っているよ」

ぼくは重たくない調子で、診察室を出てゆくB君に声をかけました。これがB君との最後になりました。二年後だったでしょうか、香川に講演に行った時にB君の母親から、最期の様子を聞きました。最後まで、自力でがんばり穏やかな最期だったそうです。哲人を通したのだと思いました。

若いいのちが、いのちのこれからを自分で決める、そんな場面をぼくは見てきました。癌の化学療法の効果がなく、在宅での最期を望む人がいます。

「辛抱しないでくださいね。できることは何でもしますから。それから気が変わって入院するのも別にいいですから、そんな時は言ってください」

そう、声をかけます。自分のいのちの仕舞い方は自分で決めたらいいと思います。医者は「とことんまでの治療」を普通は勧めます。

「私はこう生きて、こう死ぬのだ」

その覚悟が一番自然で、一番苦しくないのではと思います。

「在宅死は最高のぜいたく」とも思います。周囲に遠慮をして、ついつい不本意な流れになってしまう場面も見ます。仕舞い方を決めると言うことは、生き方をはっきりさせることでもあると思います。

「最期は自分が決めたらいい」、自死のことではありません。生きるだけ生きたら、死は自然な流れが一番だといつも感じます。

◆死への流れに乗るとは？

生まれたら死ぬ単純なことながら

この句は、大腸癌の肺転移を起こして入院した父の病床で作ったぼくの一句です。父は大腸癌が見つかった時に、地元の病院での手術を希望しました。手術が終わってから、父のこれからのいのちの長さを考えていました。大腸癌は完全には切除ができていませんでしたから、いずれは再発を覚悟していました。

父と一緒に小さな旅をしました。旅をするなど考えられない時代にぼくは育ち、ぼくが仕事をするようになると忙しくなり、実家に年に二回帰るのがやっとのような状態でした。川柳の大会にも、一緒に出席しました。これを父は喜んでくれました。

次男のぼくは実家に帰ると、両親と昔話をよくしました。同じ話の繰り返しでしたが、父も母も乗ってきました。酔えば酔うほどぼくの独演会でした。

いつも兄の車で最寄りのＪＲの駅まで送ってもらって、二時間列車に乗って四万十に帰るのでした。

ぼくの父への気持ちは、死から逆算しているなと感じていました。やがて父の再発、介護する母の疲労が重なりました。父は治療のことはぼくに任せると言いながら、「このまま死ぬのはつまらんなあ」と、主治医の勧める化学療法の話に乗って入院を決めました。

これにはびっくりしました。この時、肺への転移もありましたが、案の定退院の許可が出た時には父はほとんど動けなくなっていました。肺の腫瘍はほんの少し小さくはなっていましたが、失った時間と体力を考えると忸怩《じくじ》たる思いがありました。

「父の決めたことだから、父のいのちだから」

ぼくは治療の選択のことは、口に出して父には反対はしませんでした。そして脳転移をきたし、父はもうろうとしてきました。

「死ぬことは思っていたほど、大変なことではないなあ」

父のはっきりとわかる言葉でぼくに伝えたのは、これが最後でした。不安の強いぼくへのメッセージと受け取りましたし、死への流れに素直に乗れたらこんな気持ちになるのかなとも感じました。

在宅死のほとんどは、医療の無駄な力を使いません。患者さんの持ついのちのすべてを使い切って最後を迎えていただくことを最高の到達点だと考えています。そうなれば、認知症でも癌でも、みんないのちを使い果たした上での最期になります。それは自然な姿であり、死に顔も本当に穏やかです。

最期があること、これは自然です。その自然さを受け取る覚悟が大切だと思うのです。「ひとのいのちも自然のなかのもの」です。ぼくが総合病院でたくさんのいのちの看取りをしてきて、四万十に来てから目から鱗のように感じたのが、この四万十の自然です。四万十川は高知県西南部の百九十六キロを蛇行して、太平洋に注ぎます。ぼくの診療所は海まであと十キロというところの川のほとりにあります。在宅の患者さんの診察の行き帰りに、堤防を走ります。そこには川の四季があります。一週間前には咲いていなかった花に目が留まります。

そうです、自然のなかに包まれたひとのいのち、そんな実感があります。ひとのいのちだけが特別ではない、そんな気持ちにだんだんなってきました。ぼくが年をとってきたからか、看取りを重ねてきた境地なのか、今はっきりとぼくはそんなふうに思います。

こんなことも経験しました。

「先生、最期は家でと決めていますから、その時はよろしくお願いします」

車椅子で時々診察に来る患者さんが、受診のたびにそう口にしていました。

「任せておいてください。その時はその時、できるだけ先がいいですね」

ぼくもにこにこしながら、受け答えしていました。その患者さんが九十歳を超えて、不自由さが強くなりました。一人暮らしの患者さんの援助にヘルパーが頻繁に出入りして、ぼくが訪問診療をしていました。

「私はここで死ぬ、先生が診てくれたらそれが一番いい」

状態が悪くなっても、変わりませんでした。ヘルパーとぼくは、いざという時の打ち合わせもしていました。本人から今までの苦労話もたくさん聞きました。そんな話から、この家でひとりで最期を迎えたい気持ちは充分にわかりました。

「生きている価値があるでしょうか」

弱気な言葉が出ても、話の最後にはにこっとして前向きな気持ちになっていました。

いよいよという時、今まで見たこともない嫁が現れました。一晩付き添って、ぼくに言いました。

「こんな悪い状態でどうして入院させないのですか。私も忙しくて明日はここにはいられない。本人を説得しますから入院先を探してください」

ご本人の気持ちを嫁に伝えたのですが、嫁の説得に本人が入院を承諾しました。今までの流れはぶち壊しです。入院してから患者さんは繰り返し家に帰りたいと言いながら、一か月後に亡くなりました。

ひとには最期があるのだから、そのひとの望むようにするのが一番自然でいいと思います。流れは大切だと思います。流れは現場のなかで出来上がっていきます。直接かかわっていない人には、とくにこの流れを大切に感じてほしいと思う場面はしばしばあります。

◆川は流れ、舞台は回る

「舞台は回る」という言葉を使いだしたのは、若い頃からです。ぼくは自分のこころがしっかりしないので、母親を心配させてきました。幼稚園には登園できず、最後の一年間は祖母の付き添いでやっと通えました。不安の強い性格は、自覚していました。子どもらしい表現に乏しい少年でした。思春期も大揺れで、親を泣かせました。

人生なんてねえあのもしもこのもしも

この句は、六十歳を超えた頃のぼくの句です。もしここでこころがぽきんと折れていたらと思うことがよくありました。そんなぼくが臨床の現場に出てから、こころの大変な人の力になりたいと思ったのは自然でした。

高松赤十字病院で神経内科を担当する頃には、心療内科との区別がつかずたくさんのこころに問題のある患者さんが来院されました。ぼくは断ることはなく、神経内科と心療内科を並行してやっているような状態が続きました。

本来はせっかちな性格のぼくが、こころの患者さんを相手にするとねちっこい診療になります。話を聞いて聞いて、長い診察になります。とくに思春期の子どもたちにはかつての自分の危なっかしさを重ねてしまい、力が入りました。

「今は大変でもそのうち何とかなる。力を抜いて今の舞台に立っていよう。自分から舞台を回そうとしなくてもいいから」

そんな気持ちで、「舞台は回る」という言葉を使うようになりました。「舞台から降りないで」は自死をしないようにという呼びかけであり、感じ方を変えたらこころに元気が戻ってくる、そんな気持ちもありました。

先輩の医師から言われたことがありました。

「どんなに大変になっても、患者さんはよくなるか、亡くなるかどっちかだ。いつまでもばたばたした毎日は続かないから」

現場であっぷあっぷするぼくへの、励ましでもあり慰めの言葉だったのでしょうが、記憶に残る言葉でした。

四万十に移り、田舎はのんびりでこころの問題は少ないのではと思ったら大違いでした。精神科は敷居が高く、内科系の心療内科医は四万十にはいませんでした。もちろん神経内科医も常勤はぼくだけでした。

十年前に診療所を新しくする時に、四万十川が見える明るい待合室を造りました。その時に川柳の仲間から書家の書いた額をいただきました。

「どんなに辛くってもそのうち舞台は回ります」

待合室の一角に飾ってあります。

「あの言葉を見て、いつ私の舞台は回るのかと思っていました。やっとこの頃ちょっと舞台が回り始めました」

「あの額が、この頃やっとそうだと思うようになりました。初めは意味がわかりませんでした」

仕事でもですが、介護の場面でも、行き詰まる話をよく聞きます。「今」を続けていたらなんとかなる、という楽観がぼくにはあります。生きてゆくことそのものも、舞台なのでしょう。自分で回そうとしないでも、辛い場面ばかりが続くことはないといつも思います。

理屈っぽいぼくのこころが壁にぶつかったのが、大学入学の頃でした。ぼくのこころが今までで一番辛い時期、ぼくは高校の後輩たちのソフトテニスの練習の手伝いの毎日を続けていました。大学をやめようかと、思いつめていた時期でした。ぼくはどう生きてゆけばいいかと、暗い毎日でした。毎日毎日高校生とひたすらラケットを振って、ボールを追いかけるなかでぼくのこころは再生してきました。「こころには理屈はいらない」は、その頃に得た気持ちかもしれません。そして、いつか舞台は回るとの大きな体験になりました。

医療の現場でも、にっちもさっちもいかない時がありました。それでも舞台は回ってきました。ぼくはこころの底から、「どんなに辛くても、舞台は回る」を口にしています。それは患者さんに対しても、自分自身へもそうです。

いのちを看取っていて感じることがあります。かかわるみんながそれぞれに同じぐらいに疲れた時に、患者さんの最期がくるのが最高です。患者さんの意思か神様のご配慮かと思う時があります。この時、確かに舞台が回ります。

この土地には四万十川という圧倒的な存在感のある自然があります。人間が生まれ、ひとが死んでも、川は悠々と流れています。一方で台風の時は、堤防のすれすれまでよくこんなに水を集めたことよと思う濁流になります。

暴れる川も、三日とは続きません。川漁師さんは、川上に雨が降って増水したら、三日間は川の濁りがとれず、昼から酒を飲むと言います。川もまた、自然のなかで表情を変えています。

いつまでも大変さは続かない、これは四万十の自然のなかでも感じることです。自分の意思だけではどうしようもないことがある、そんな素直な気持ちになると自分が楽になります。それが自分で舞台を回さなくてもいい、自然と舞台は回るのだとの気持ちになります。

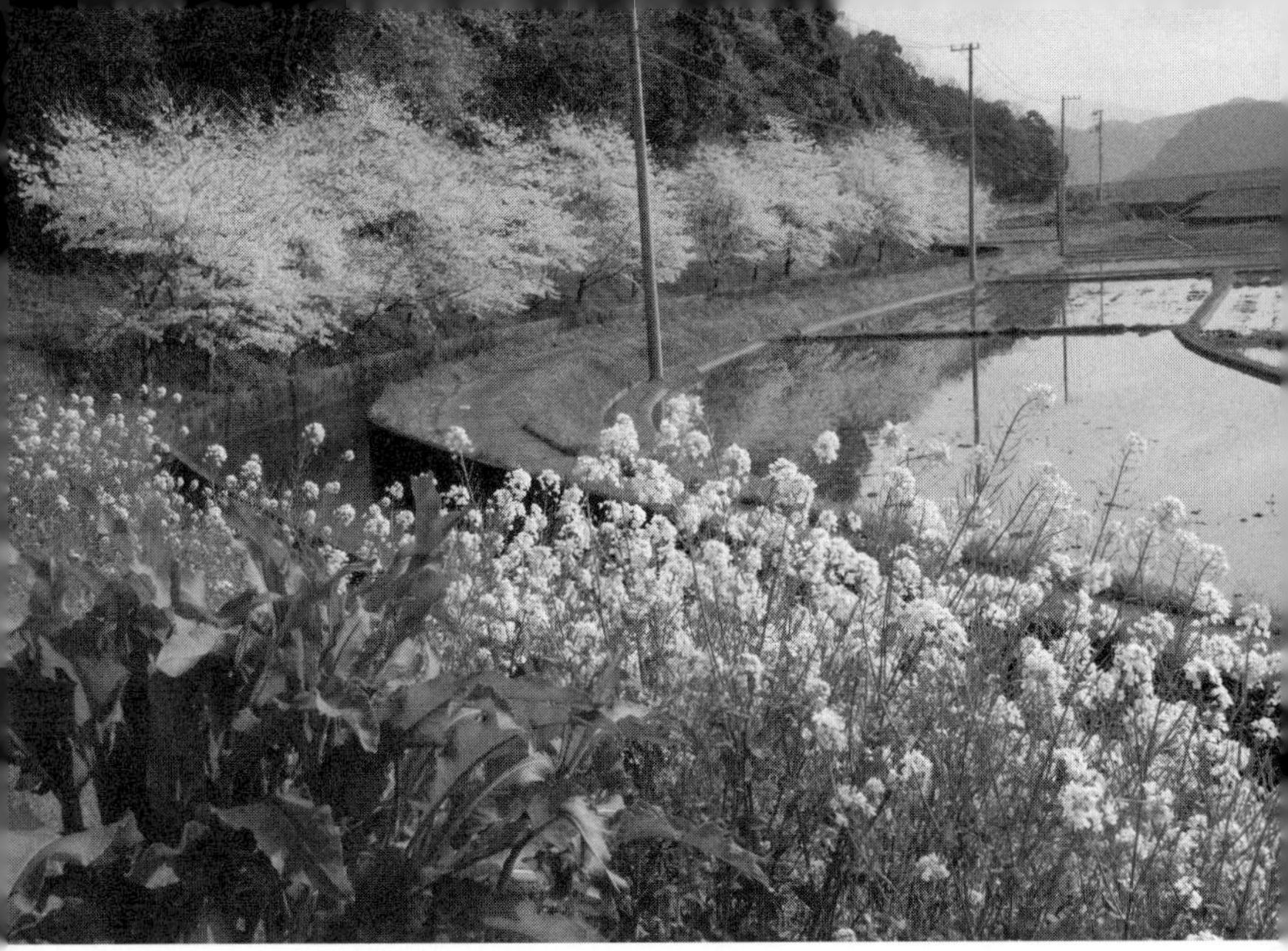

第二章　痛みに寄り添って

◆「死にたい気持ちはありますか」

こころの重たい患者さんを診療所で診察をしている時に、会話のなかで軽く口にする言葉があります。

「死にたい気持ちはありますか」

患者さんはびっくりすることもなく、答えてくれます。

「死んだほうが楽になるといつも思います。ただ、家族のことを思うと……」

そんな答えが多くあります。こころが落ち込んでくると、意外にひとは死が急に身近になります。なかには、「そこまではありません」と、きっぱり言う人もいます。その中間のもぞもぞと質問をはぐらかすこともあります。

ひとは気持ちが落ち込むと、死はそんなに遠く感じないことがある、とくに明るく振る舞っている人でもそう感じるのだと言うことは、診察室では日常の会話のなかで感じます。元気になってきた時に改めて聞きます。

「死にたい気持ちはこの頃どうですか」

「最近はそう言えば、考えなくなりました」

そんな会話も、まれではありません。

まして、癌や神経難病などの治療の手が出ない場面の患者さんは、どんなに明るく振る舞っていても気持ちは抑うつの状態だろうといつも想像します。

神経難病の筋萎縮性側索硬化症（ＡＬＳ）の患者さんをたくさん看取りました。病院勤務医時代にも、印象に残る患者さんと出会いました。

治療法がない、病状は進行してゆくなかでの毎日の気持ちはどんなだろうかといつも思っていました。自分の意思で動けないことは、痛みよりも辛いのではと想像していました。

「こんなのなら死んだほうがいい」

そう言われたことは、何度もあります。

「機械をはずしてくれ」

人工呼吸器を装着している人は、この言葉が出ると一番困ります。人工呼吸器については項を改めて述べますが、こういう場面はとことん患者さんと向かい合うしかないところを決めます。ある患者さんからその話が出た時に、全部の回診を終わったらまた来るからと一旦部屋を出ました。

「機械をはずしてほしいのですか。困りましたねえ。みんなで生きていただこうとしているのですが、主役がもういいと言われると、ぼくたちも困ります」

「どうしましょうか。何かできないか考えてみましょう」

そういうぼくに、付き添っていた妻が言いました。

「先生、今日は回診も終わっているし、ここで忘年会にしましょう」

そう言って、ウイスキーの水割りを作ってくれました。患者さんの口の動きを見ながら、長い時間やりとりをしました。最初は重たい話から始まり、ぼくは酒が入って少し饒舌になっていました。巡回に来た看護師が「まあ、いいこと」と、忘年会を笑っていました。

病室を後にした時は、日付が変わっていました。ほろ酔いを通り越していましたが、患者さんの言いたいことを言いたいだけ言ってもらった、爽快感も少しありました。そして、疲れもどっと感じました。

いのちを真正面から取り上げて話す時、重たくばかりならない、そして軽くなりすぎない会話の調子に気を遣います。声の出にくい人の一語一語を聞き逃すまいと、耳を傾けるのにはエネルギーがいります。ただ、こんな話は何回も繰り返すものではありませんから、患者さんがこころを表明したら徹底的に向かい合うことだと思います。

「死にたい気持ちはありますか」

この向こう側には、「生きてゆくのも大変だけど、みんなでやってゆきませんか」という気持ちを伝えるようにしています。ぼくの口癖の一つに、「ぼくはあなたの最期まで付き合います」があります。

死ぬことをタブーとしないで、生きている間は、ぼくもできるだけのことをします、あなたのことを大切にと思っています。その気持ちをどう伝えてゆくかだと思います。

「診察の回数をもっと多くしてほしい」

と、在宅の患者さんに言われた時には、必要とされていると嬉しくなります。この患者さんが生きていてよかった、家族がこれでよかったと思えるように、患者さんがぽきんと気持ちが折れる感じで、亡くなるのは避けたいと思います。

「死ぬまで生きる」

これも、ぼくがよく口にする言葉です。ひとりではない、かかわるみんなでその人のいのちをすべて燃やし尽くして最期を迎えてほしいと思います。

「なかなかお迎えが来ない」

お年寄りの嘆きは、一緒に笑って終われるまで話を続けます。本心はそこではないことが多くあります。

「血圧もいいかね。そしたらまだ生きられるかね。そりゃあ困った」

そう言って、家族も含めて大笑いで訪問を終えることもしばしばです。

◆癌、認知症について知る

癌は本当に身近な病気になりました。そして、以前とは違って、長く生きられるようになりました。田舎の診療所でも、癌で手術を受けてまた通院を続けている人がたくさんいます。

住民検診は通院を続けていても、必ず受けてくださいとお勧めします。検診無用論は以前からよく聞きますが、ぼくは年に一回人間ドックに高知市の検診センターに行きます。勤務医の頃はいっさい職場の検診も受けませんでした。検診受診率の最も悪い職種は、医者だと聞いたこともありました。

四万十に移って診療所を任されると、ぼくの病気で職員に迷惑をかけてはいけないと、妻に強く検診を勧められました。毎年、面倒だなと少々思いながら続けて受けています。生活習慣病で通院を続けていると、頭のてっぺんから足の先まで全部診てもらっている気分になりますが、たまには全体を遠景で眺めるような検診は必要だと思います。

癌で大切なことは、変わった症状があった時に相談できるかかりつけ医を持つことだと思います。

「これは大丈夫でしょうか」

の相談から、乳癌や皮膚癌が見つかったことはよくあります。血尿、血便、血痰、血が出ると、相談したほうがいいです。血尿も膀胱炎の時もありますが、膀胱癌でもしばしば見られます。血便も痔からの出血だと決めつけていたら、じつは大腸癌ということもよくあります。今はなんでも全身ＣＴスキャンを撮ったほうが早いという医者もいますが、かかりつけ医の問診で検査が必要かどうかを決めてもらうのがお勧めです。

一旦癌になったら、いえいえ日ごろからかもしれませんが、免疫力をあげるのが一番ですので、大いに笑い、生きがいのある生活が癌対策の第一歩かと思います。

長く同じ場所でかかりつけ医をしていると、あの人もこの人もとだんだんと認知症の症状が出てくるのを少し切なく感じます。近所の人からの話もあります。

「先生、あの人この頃いよいよ忘れる。今度来た時にはよく診てあげてよ」

そんな話もよくあります。抑うつだと思っていたら、認知症の初期の症状のこともあります。パーキンソン症状に認知症が重なる、レビー小体型もあります。これは独特の人や物の幻視が出るのが特徴的です。認知機能はそんなに落ちていないものの、抑制がとれて同じ行動を繰り返すタイプもあります。

同じアルツハイマー型の認知症でも、ゆっくりとほんわかと記憶が落ちてくるタイプと、がたがたと人格までもが壊れてゆくようなタイプとがあります。認知症もそれぞれです。長谷川式とかＭＭＳＥの認知症のテストがありますが、テストはよくできているのに毎日の生活はまるで成り立たない人がいます。受診時には、家族の方が生活の様子をお話しするのがいいと思います。介護保険の調査員の方にもいい部分をしゃべるばかりの人がいて、実際より低い介護認定になることがあります。

認知症の人とのやりとりは腰を落ち着けて、事実を争わないこと、できないことを要求しないことが大切だと思います。認知症の人にもプライドがあります。その尊厳はぜひ守ってあげてほしいと思います。

介護施設の訪問診療によく出向きます。施設の介護職員の方たちの認知症の入所者への対応に頭が下がります。根気よく続ける食事の介助、ゆっくりとした誘導、そのあとの言葉が素敵です。

「ありがとうございました」

ちょこんと椅子に座った入所者に、そう声をかけます。オムツいっぱいの便が出たら、こんな声をかけます。

「おめでとうございます」

同じペースでいらだたないで接すると、認知症の人も穏やかにこたえてくれます。

◆うつについて知る

抑うつは、特別な人の特別な気分ではない時代になりました。新型コロナウイルスの流行中には、みんな外出もはばかられて暗い重たい気分になったと思います。重たい気持ちでも毎日の生活ができていたら、それでいいと思います。問題は、炊事がしたくない、人に会いたくない、朝の気分がすぐれず出社したくない、眠られないなど、生活が成り立ちにくくなった時です。それは何かのきっかけがある人もいるし、何も思い当るところのない人もいます。

よくあるきっかけは、配偶者の死亡、子どもや孫の病気、会社の人間関係、引っ越し、昇進などの環境の変化、その他いろいろです。

「私がこんな気持ちになるとは思わなかった」

診察室で、そんな言葉をよく聞きます。意外と社交的で明るいおしゃべりの方が抑うつ気分になって、自分で戸惑うことがあります。そうです、誰でも抑うつになります。介護の生活も束縛が多くて、ストレスをためやすい環境です。「介護うつ」はたくさん見ます。介護はやってもやっても満点はありませんので、まじめな人には向いていません。

「手を抜きましょう、さぼりましょう」

介護で疲れた人への「介護の不良の勧め」をよくします。在宅医療の訪問時も、家族が疲れていないかに気を配ります。患者さん、家族と一緒に庭の花を褒めたり、世間話をして、介護に精一杯にならないようにと考えています。

病気になれば、こころはみんな抑うつです。明るく振る舞っている人でも、癌の再発の心配、定期受診での検査に緊張する話、悪性かどうかの細胞検査の結果を待つ一週間の気分の重たさはよく聞きます。

脳卒中のあとの麻痺の少なくて、後遺症の少ない人に抑うつがあります。以前の気持ちのようになかなかなれない、すぐ横になりたくなる場面もあります。今はそんな時期だと思えば楽になるのでしょうが、「こんな自分が情けない」と思うと落ち込みます。

以前は几帳面な、人に気を遣う、すぐ熱中する、良心的な、といった執着気質の人が抑うつになりやすいと言われていました。今は好きなことはつらつとできるのですが、困難な場面になると気分が落ちてしまう若者の新型うつ病というタイプもあります。前にも書きましたが、誰でも抑うつになる時代になりました。

症状としては、気分の落ち込みはもちろんですが、眠られない、食欲がないのが目立った症状です。逆に、気持ちの落ち込みがある人でも、「食べて眠られていたら大丈夫」と、診察室で話すことがあります。それに、「笑えたら大丈夫」とも言います。朝の気分の重たさが目立ち、夕方になるにつれて元気になってくる一日に気分の波があるのは、抑うつによくある症状です。自分がちっぽけに見えたり、今まで自分は何をしてきたのだろうと、自分を否定的に感じるのも抑うつの気分です。

最近は不安な気持ちがもとにあり、抑うつの気分がその上に重なる場合をよくみます。パニック発作を起こす場合も、不安だけでなく抑うつの気分がもとにあることはしばしば経験することです。不安と抑うつの両方の気分、不安はこころの横揺れ、抑うつはこころの縦揺れとぼくは呼んでいます。こころの揺れ方が、地震のように横揺れと縦揺れが一緒に来る場合もあるのでしょう。

抑うつは、脳の神経伝達物質のセロトニンが不足した時におこると、言われるようになりました。不足したセロトニンを、補う薬がよく使われます。SSRIやSNRIと呼ばれる薬で、精神科や心療内科だけでなく、かかりつけ医でも副作用が少なく処方しやすいものです。以前は、うつ病といえば精神科での治療と決まっていたのですが、軽い落ち込みはかかりつけ医で対応をしてくれる時代になりました。

ぼくは薬もよく処方するのですが、診察室で言葉のやりとりでの治療にも興味があります。こころの重たいひとに次の七つの話をします。

①肩の力を抜いて、そんなにがんばらない　②理屈の世界から、少しいい加減なこころに　③人に頼ろう、人に頼もう　④無駄遣いをせず、エネルギーを貯めよう　⑤食べて、寝て、できるだけさぼろう　⑥自分のしてきたことを認めよう　⑦どんなに辛くても舞台は回る。

ぼくは自分の診療の毎日から、こんなふうに思うようになりました。自分にも言い聞かすように患者さんに、七つの話を混ぜ合わせながら話しています。

これは、ぼくがこころのマッサージと呼ぶ話です。硬くなった発想や受け取り方の変化を促す方法です。

診察室で涙を見せる患者さんがいます。「泣いたらこころが軽くなる」と、いつも思います。ちょっとしたことでも涙がでるのも抑うつです。ちょっとしたことで激怒するのも、また抑うつです。

少しずつ階段をあがるように、まずは休養してから少しずつ生活のリズムを整え、生活の範囲を広げてゆきます。体を動かすとこころが軽くなります。美容室に行く気になったらもうかなり抜け出しています。ひとがうっとうしかったのがそうでもなくなったら、しめたものです。

日本人は天気の話から会話を始めます。体調の話はしますが、こころの状態はまずしません。こころの具合を確かめあう会話も、特別でなくなればいいとよく思います。

◆終末期の癌について知る

癌はよく治る時代になりました。転移があっても、長く生きてゆける時代になりました。以前は転移があれば、それからは余命いくらの時代でした。今は癌だからすぐにいのちがどうこうという時代ではなくなりました。それでも、日本人の死因の第一位は癌です。

ぼくの恩師の内科医は、膵癌でした。癌の末期であることを口にする恩師の病室をたびたび訪ねました。

「みんなが手術を勧めてくれた配慮が嬉しかった」「宇和島に子どもを授かる神社があるから行ってみたらどうか」

いつもの紳士然とした態度を崩さず、子どもに恵まれないぼくたち夫婦のことを心配してくれたりしていました。自分では手術はできない膵癌と知った上での周囲への言葉を聞きながら、ぼくは緊張で手に汗をかいていました。

ぼくの直属の上司は、ぼくが病院に赴任して四か月目に胃癌の手術を受けました。ほどなく仕事に復帰したのですが、ある日ぼくの家を突然訪ねてきました。

「癌が転移して、腹水が溜まっている。君が見て見苦しいと思ったら休むようにするから、遠慮なく言ってくれ」

まだ、二十代のぼくは返事ができませんでした。上司は右足が動きにくく、腹水がますます多くなり、入院することになりました。その枕元には、脳波学の洋書がいつも置いてありました。

「餓死するというのはこういうことだ、よく見ておいてくれよ」

そう言って、点滴を拒否して入院を続けました。思えば、四万十でぼくのしている「食べられなくなったら自然に任せて無理な点滴をしない」のと同じ状況だったのだなと今にして思います。そう痛むことなく、上司は最期を迎えました。死後の病理解剖にぼくは立ち合いました。

そのあとの上司も大腸癌でした。手術の時に、ぼくは執刀医である院長に手術室に呼ばれました。厳しい手術の場面をぼくはしっかりと見ました。上司は一時期仕事に復帰しましたが、ほどなく再発して亡くなりました。

ぼくが見てきた癌の終末期は、すべてぼくが仕えた内科部長を通じて突き付けられたものでした。最初の癌との出合いは、ぼくの臨床の第一歩の徳島大学医学部第一内科教室に入局した時の初めての患者さんでした。膵癌でした。

「先生、治してつかあさい（ください）」

七十代の男性の患者さんから、阿波弁でそう新米の医者に懇願された場面はいまだに覚えています。手術はしたものの、癌には手がつけられませんでした。ぼくは新米で他に受け持ち患者さんがいなかったので、外科に移った患者さんを毎日診察に行っていました。

症状が深刻になってきた時には、たくさんの人が病棟の廊下に溢れるようになりました。ぼくは下宿に帰ってもすることもなく、徳島の街にも慣れないこともあり、病院で泊まっていました。知人などたくさんの人が出入りしていたなかでの最期でした。

それから、ぼくはたくさんの癌の患者さんを看取りました。それぞれのひとにそれぞれの最期がありました。胃癌の患者さんに言われました。

「先生、癌で死ぬのはなかなか大変ですね」

一方で、大腸癌から肺転移、脳転移した父はこう言いました。

「死ぬっていうのはもっと大変なことだと思っていたけれども、そうでもないな」

本当に、そのひとそれぞれです。そのひとらしくがいいと思います。

癌の最期に気を遣うのは、痛まないようにという点です。痛みにはいろいろな要素があり、単純なものではありません。

「家にはモルヒネが流れている」

ぼくがそう言うのは、在宅で最期を迎えると決めた人には覚悟があるために、気持ちの面では痛みに強いのだと思っています。

「どうして私がこんな目に合わないといけないのか。人には尽くすことはあっても、迷惑をかけたこともないのに」

この言葉が口に出る時は、きれいにはいきません。

「きれいにしなくてもいいです。乱れたらいいですよ」

ぼくはそう勧めます。無念の死もあってもいいと思います。周囲の人はそれを見るのは切ないかもしれないけれど、ご本人の気持ちのままがいいとぼくは思っています。モルヒネを使っても、思ったような効果がないことがあります。その反対に、痛みが簡単な鎮痛剤だけで調節できることもあります。癌の痛みは単純ではありません。

痛みをとるためには最大限の努力をすることが医療者には必要だと思います。ぼくは痛みを止める薬は躊躇《ちゅうちょ》なく使います。患者さん本人の気持ちもできるだけ受け取る態度を続けます。ただ、絵にかいたような最期を周囲が期待しないことも大切だと思います。

癌の終末期は、他の病気に比べて限られた時間を生きることになります。その時間のなかでのやりとりを大切にしながら、いつまでもこの状態が続くものではないといつも思っていたらいいと思います。いのちはいのちです、最期がありえます。

◆終末期の認知症について知る

認知症には、いろいろなタイプと個性があり、認知症としてひとくくりにできないところがあります。ものを忘れるという認知症の中心の症状は、それほど周囲の人には手を煩わすことはありません。

問題は興奮したり、介護に抵抗したり、徘徊したりのいわゆる周辺症状です。認知症であっても、じわりじわりとにこにこしながら記憶力が落ちてゆく人もいます。不安もなく、神様の贈りものかと思うほど、穏やかな表情で家族の介護を受けたり、施設での毎日を過ごすことのできる人がいます。

認知症患者の終末期は、動けなくなりますので徘徊や暴言などがなくなり、もっと介護が楽になることが多いと感じます。食事と排泄と、比較的決まった介護の繰り返しになることがあります。

認知症患者の終末期で一番の問題は、自分での意思決定ができないことです。とくに、食べられなくなった時に、胃ろうを造るかどうかが悩ましいところです。飲み込みが悪くなり、むせたり、発熱が繰り返すようになると、胃ろうの話が出ます。

本人に判断はできません。家族が決定を迫られます。最近よく言われる人生会議（ＡＣＰ）を元気なうちにしておけばいいのですが、理想通りにはなかなかできません。本人に意思表示ができたらどうするだろうかと考えると、家族の意見の一致は難しくなります。実際に身近で介護している人と、遠くに住んで気持ちはいっぱいあるのだが、実際の介護の現場を経験していない人とでは、意見が違うことがしばしばあります。

このことが、それから後の家族の人間関係に影響が残ることもあります。意見が分かれると、医療者はだいたい無難な胃ろうを造る方向になります。

ぼくは自然な流れが一番だと思います。急な発熱であっという間に食べられなくなった時、会話はできるのに食べることだけができない時には、胃ろうは造ってよしと思います。寝たきりの状態とか、褥瘡《じょくそう》ができたり、意思の疎通もできない状態で、ものを食べることも一緒に衰えてきた時には、胃ろうを造ることはご本人に酷だと思います。

小規模多機能施設に、ぼくは出入りをしています。月に一回を定期の訪問日にしていますが、患者さんに熱が出たりすると毎日顔を見に行くこともあります。この施設で、ここ五年あまりの間に、六人の入所者を看取りました。

この施設の入所者の大半は認知症です。ぼくはここで、認知症の看取りを介護の世界の人たちと、一緒に経験してきました。認知症の人は、誤嚥性肺炎をよく起こします。感染症が起こった時には、ぼくは抗生剤の点滴や注射をして徹底的にがんばります。

認知症でも食べている人は強いです。入院しなくても、食事が摂れていたら誤嚥性肺炎は治ります。ただし、それを何度も繰り返しているとだんだん衰えてゆきます。車椅子で首を大きく曲げて、飲み込みの悪い九十歳に近い女性がいました。その人の食事の仕方を見ていると、介助者が相手のタイミングに合わせることと、根気とが必要であることがわかりました。ぼくはそれを、「芸術的食事介助」と呼んでいました。

家族とは胃ろうのことも含めて、終末期をどう過ごしてゆくかを話し合いました。熱が下がらない時に、入院せずに施設での治療を選択した家族は、最期をこの施設でと決めました。その時から、五年の月日が流れました。ますます食べにくくなった人に、「芸術的食事介助」が続けられました。亡くなる前のカルテに、「食事は食べている」と記録されています。一か月間、血圧が下がったり、下半身が腫れたりすることはありましたが、穏やかに毎日を過ごしました。

「口から食べるのが一番」

点滴はしませんでした。最後まで食べて、なじみの職員のなかで、苦しまずに亡くなりました。そのひとを尊重する介護職員の態度が素晴らしいと思いました。ご本人は満足だったと、ぼくは介護の世界の力を強く感じました。

◆終末期のうつについて知る

病状が進行して、死期を悟った患者さんの心持ちはさまざまです。ぼくは終末期の患者さんのこころの揺れをたくさん見てきました。

ぼくの高松時代のことでした。呼吸不全で、不安の強い患者さんがいました。

いつもナースコールが鳴り、「苦しいんです。死にそうです」と、看護師をたびたび呼んでは看護師が対応に困る患者さんでした。ぼくもベッドサイドに長い時間座って、不安を聞いていました。

「先生、本当に苦しいんです」

その言葉は本当でしょうが、測った酸素濃度はそんなに低い値ではありませんでした。

「こんなに苦しいのだったら、死んだほうがましだ」

とうとう、患者さんからこの言葉が出ました。

「そうしたら、そのいのちをぼくにください」

浪花節のようなひと言を、ぼくは口にしました。毎日、不安の言葉を聞き続けました。こんなに不安が強いと、抑うつの気分もきっとあったのでしょう。しばらくして、肺炎になり熱が出ました。もともと肺の機能は充分ではありませんから、あっという間に呼吸状態が悪くなり、集中治療室に収容することになりました。そして気管切開をして、人工呼吸器の装着と、病状は進んでゆきました。

この時、患者さんの不安は吹き飛んでしまいました。目の前の処置の多さや変化についてゆくのに精いっぱいになったのでしょう。いのちの最期に近づいてきているのに、明るくやりとりをするようになりました。失礼な言い方をすれば、いのちがかかってきた時に目の輝きが違ってきました。

ぎりぎりになると不安は飛んでしまう、発熱すると抑うつ気分が違ってくるのはしばしば経験します。こころは困難な状況になると、より単純になるとぼくは思っています。

ぼくの忘れられない患者さんがいます。四十歳の病院の先輩看護師さんでした。子宮癌の手術をして、仕事に復帰しました。腰痛があるとのことで、相談がありました。

「先生、もし再発や転移だったら、主治医になってくれる?」

「そうでないほうがいいけれど、もしぼくで良かったら言ってください」

ナースステーションでそんな軽い会話がありました。それから半年後ぐらいでしょうか、看護部長から呼ばれました。

「入院して治療中だけれど、痛みもあり食事を拒否しているらしい。先生、うちの病院に帰るように説得に行ってくれないか」

そんな内容の話でした。ぼくは診療の終わった後に、その病院を訪ねました。

「あっ、先生」

と、言ったきり先輩は背を向けてしまいました。一時間弱、そのままでした。ぼくは振り向くのを待っていました。振り向いた時、まだいたのかという顔の先輩にみんなが心配していることを話しました。

「先生が主治医になってくれるなら、帰ってもいい」

このひと言で、ことは決まりました。手続きをして、二日後に、転院となりました。婦人科の一番奥の個室を、看護部長は準備してくれました。それまでのモルヒネの量を痛みがとれるまで増やしました。友だちの看護師たちが部屋に出入りしました。

表情が日に日に緩んできました。絶望のこころの重たさだったのでしょう。酒飲みのぼくに、冷蔵庫に缶酎ハイを準備してくれました。回診の最後にその部屋で一杯やりながら、医療の話から世間話やら、いろいろな話をしました。

今までとは別人のように、食べ出しました。「つくね」が食べたいと言って、ぼくが病院の裏の居酒屋へ買いに行ったことがありました。後を追いかけてきた先輩の弟が、カウンターに並んで座って言いました。

「今の感じが、姉にはいいと思います。団らんの雰囲気がいいですね」

自然な一日一日が続きました。痛みもきっとあったのでしょうが、気分の波もなく穏やかな日々でした。編み物をしたり、パソコンも病室に持ち込んだりしていました。

閉じこもった抑うつの世界のあとの三か月間、友だちや家族に囲まれての時間を過ごして突然の出血で最期を迎えました。

環境はその人のこころに大きな影響を与えます。病院のこの一室は病院らしくない普通の雰囲気でした。在宅のいのちに近い状態だったと今にして思います。

終末期のこころは揺れます。「がんばれ」を決して言わないで、「我慢して」も口にしないで、「一緒に時間を過ごしてゆくことに意味がある」、そんな気持ちが大切だと思います。介護する家族に八つ当たりすることがあってもいいじゃないですか。

「私はいつも叱られます」

と、叱られることで関係を確かめている妻もいました。きれいにゆかなくていい、落ち込む人は落ち込んでいい、それを周囲の人がどうこう言わないのがいいと思います。死ぬことが自然の流れになるということは、みんながみんなそれぞれであり、穏やかなことが一番いいことではありません。

重たい話、重たい世界にも、みんなでついてゆく。患者さん自身もいい顔ばかりしないで、重たい思いを表明したらいいと、ぼくは思います。

◆「長生きだけでいいのでしょうか」

ぼくが今、感じているのは「充実の死」です。生活の質に注意が払われだして、かなりの時間になります。今や質は、「死」にも求められるように感じています。

「よく生きた」「ここまでみんなでよくかかわった」

そんな関係のなかでの最期を、癌であろうと認知症であろうと、ぼくは考えています。生きる時間の長さではありません。在宅のいのちには、いつもドラマがあります。

介護の世界の相手への接し方を、ぼくは今学んでいます。介護のプロは人を「病気の人」として見ないで、丸ごとで接しているのが医療の世界から見て素敵だと思います。プロでも家族でも、介護こそ生きることに質を与えているのだと感じています。

医療の世界の基本はいのちを救うことです。目の前の亡くなりそうないのちに、何ができるかです。ただ、急性期が過ぎた時に、医療者の興味は薄れてきます。人間を丸ごとみようとしている医者は、どれほどいるでしょうか。神経疾患の進行した状態の患者さんがどんなふうに生きているかを、神経学の偉い先生方はどれほど知っているでしょうか。

老人介護施設に入所して、生き生きとしてくる人がいます。介護のプロの接し方で、認知症の人も、不自由な神経疾患の人も大きく変わります。「施設入所は可哀そう」では決してありません。そんな時代ではありません。

ぼくは「死ぬ時の質」はどう生きるかの延長ではないかと思っています。治療的な方法がないのなら、介護の世界にお願いしたらいいと思います。その介護の世界に、ぼくのような医療の人間が参加するかたちにすればいいと思います。

生活を支えるのは介護です。病院にも介護職員はいますが、病院に何年も入院して長生きすることの質はどうだろうかとぼくは思います。胃ろうがあるから退院できない、本当でしょうか。医療的な部分があるから退院は無理、本当でしょうか。

百六歳、百五歳、百三歳、百二歳といった百歳以上の人を在宅で診ていました。みんな女性です。最年長の人は、長く診療所に通っていて、百歳で心筋梗塞になりました。退院以降、しだいに足腰が弱ってきて、在宅医療を始めました。

「こんな遠いところまですみません。気をつけてお帰りください」

ぼくへの挨拶はいつもきちんとしていました。認知症もありましたが、娘を中心に子どもたちが入れ替わりで介護をしていました。化粧水も自分でつけていたとも聞きましたし、食事も自分で食べて疲れたら娘が介助していました。

三度、発熱がありました。本人が病院を希望せず、「いのちの覚悟はしておいてください」と言ってから、抗生剤の治療をしたこともありました。いずれ

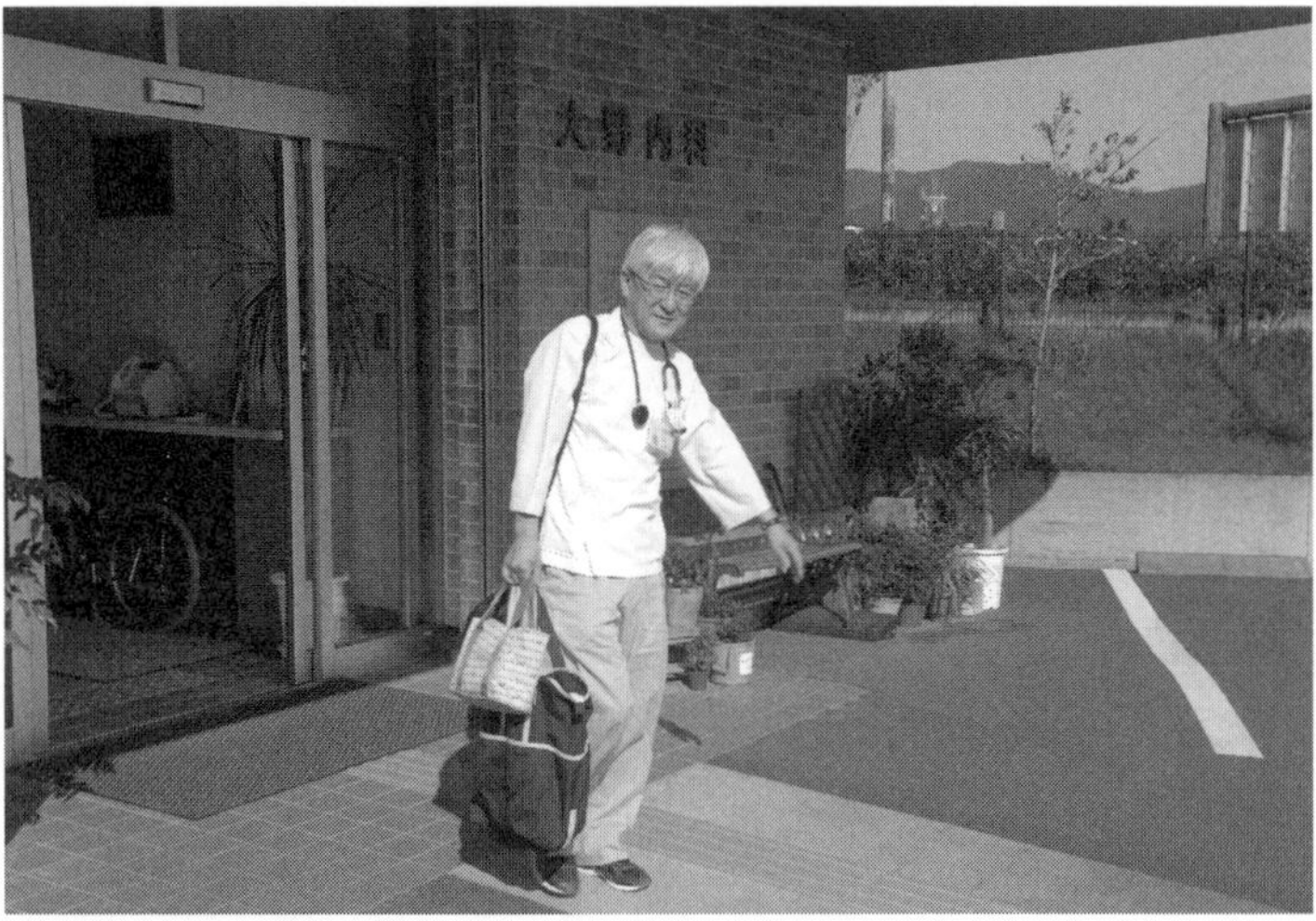

四万十の診療所に来て23年。今日も在宅診療へ。

も、うまく乗り切れました。結局は心不全でゼーゼー言うのを娘が持ちこたえられなくなり、入院になりました。本人、家族を見ながら、最終的に入院を勧めたのは、ぼくでした。

百五歳のひとは楽しいです。診察を終わると、ぼくの手をさすります。

「先生、手がきれい。まるで、青年みたい」

白髪のぼくは、毎回のこの言葉に苦笑いをするのみです。二階にひとりであがることがあり、「これだけはやめてください」とお願いをします。とにかく食べます。元気な高齢者はよく食べます。よく笑います。

診察を終わって、往診鞄を肩にかけます。

「もう行くの。早い。私もついてゆこうかしら」

そう言って笑って、玄関まで送ってくれます。時々は窓を開けて、庭に停めた往診車に手を振ってくれます。

百三歳の人は、百歳を超えるまで編み物をしていました。毛糸の玉と編み棒がいつも身近にありました。

「だれももろうて（もらって）くれないけれど」

そう言いながら、陽だまりのなかで編み棒を動かしていました。毛糸で編んだたわしを何度かいただきました。いつもにこにこしながら、診察を終わっていました。家族のなかでの存在感、特別に介護をしているような雰囲気でないのが素敵です。孫が介護施設に勤めていて、介護のプロなのも家族の余裕でしょうか。

もうひとりの百三歳は、よく歩きます。転倒も時々するのですが、蘇ります。冬は大きな火鉢を土間に出していて、それを囲みながら話をして診察をします。もう十年になるでしょうか。訪問時にいないと、裏の畑に出ていることもあります。「耳と目がいかん」と言いますが、しっかりしていて、娘の健康状態をぼくにいつも相談します。

在宅の超高齢者は言葉に力があり、話していて楽しいです。家族のなかで生活をしています。生活があること、これが一番大切なことではないでしょうか。長生きはもちろんしたい、してもらいたい。ただその中身でしょう。高齢者には「生活の質」、その上に「充実した死」がとくに大事な視点ではないかと思います。それまでの人間関係ももちろん、そのひとの性格もあるでしょう。いろいろな条件がそろった上での在宅の毎日なのでしょうが、長生きするなら生き生きとした一日一日がいいと思います。

なじみのなかでの生活を続けてゆくこと。ただ長生きするだけでなく、充実感を持つにはやはり在宅が一番かと感じます。在宅は、やってみればなあんだと思うほどうまくゆく時もあります。まずは試してみることをお勧めします。

◆「長生きだけでいいのでしょうか」続き

ぼくがまだ新米医者で、慣れない学会発表をした時のことです。ぼくが受け持ちの、神経難病である筋萎縮性側索硬化症の患者さんの一年半のケアを発表しました。

日本内科学会中国四国地方会でした。当時は神経部門でも、ケアの演題はほとんどありませんでした。当時のぼくは、看護師さんと一緒に工夫したこの患者さんへの一年半のケアは、自信を持って皆さんに伝えたいと思っていました。

患者さんは、飲み込みが悪く、声が出にくいことで耳鼻科に入院しました。神経内科に紹介があり、筋萎縮性側索硬化症の診断をしました。神経難病中の難病です。インスタントラーメンを食べる患者さんの鼻から麺が出てきているのを目にしたことがありました。飲み込む力が衰えたためでした。

しだいに食べることが難しく、呼吸がしにくくなり、人工呼吸器を装着しました。人工呼吸器を着けたまま、集中治療室で毎日を過ごすのは、いのちを守ることから言えば安全ですが、それだけでは寂しいと思いました。

内科病棟の看護師長さんにお願いしました。「呼吸器に何かあれば、五分で駆けつけるから」との約束で、高松赤十字病院では初めての一般病棟での人工呼吸器が動き始めました。食べることもできなくなり、鼻腔栄養という鼻から胃にチューブを入れる方法で栄養を確保していました。患者さんはチューブの喉にあたる感じが嫌だったようで、チューブがずっと入ったままなのをすごく嫌がりました。

治療することのできない病気にできることをと考えて、ぼくは朝にチューブを挿入して、食事を注入したらそこで一旦看護師さんに抜いてもらいました。そして、昼にまたぼくがチューブを入れる。そして食事が終わったら抜く。そして夜も……。それを毎日繰り返していました。

半年間、週末もぼくが繰り返しチューブを挿入していました。看護師さんが見るに見かねて、何かあったらぼくを呼ぶことにして、替わってくれることになりました。一緒に密度の濃いケアをしているうちに、患者さん、家族、看護師、ぼくとのあいだに信頼感ができてきて、柔軟な対応ができるようになりました。みんな乗っていました。

何度か、肺炎を起こしました。痰の吸引は頻回になり、看護師が吸引を終わった途端に、また呼ばれることもありました。週に一回、気管支鏡でぼくが痰を取っていましたが、患者さんからもっとしてほしいとの話もありました。

看護の密度が突出して高いのに、「一般病棟では無理です」との話はでませんでした。むしろ看護師とぼくは、「もっと何かできないか」と、熱い気持ちでの毎日でした。「ドアの外に人がいる」と、繰り返し訴えるせん妄状態になった患者さんを、夜勤の看護師は車椅子に乗せて、病棟の廊下を走ったと聞きました。人工呼吸器を外しての行為ですので、鬼気迫るものを感じました。

一年半、いろいろな工夫をしました。「もっと何かできないか」の気持ちの結集した時間でした。看護師はその一年半のことを、院内の看護研修会で発表しました。長い長い原稿だったのが印象的でした。

さて、ぼくの学会発表です。医者の見方ではなく、ケアの視点から準備しました。当時としては、変わった発表だったとは思います。しかし、現場の懸命なケアは伝わると感じていました。発表が終わりました。座長の大学教授から質問がありました。

「この発表に何の意味があるのですか？　私の大学ではこの例よりも長く生きている人は何人もいます」

このひと言は、がっかりでした。生きた時間ではない、生きてゆく時間をどれほど医療者がケアという視点でかかわってゆくか。より満足のゆく、いのちの充実をという気持ちが伝わらないのが残念でした。

そのあと、ぼくのこころにふつふつとわいてきたものがありました。

「神経難病の患者さんの一日一日に何ができるか、大学の研究者にはわからないのだ。ぼくは徹底的にその反対に神経疾患のケアを極めてゆこう」

その時が、ぼくが医者としては珍しいケアの世界を中心に、患者さんと接してゆく方向付けをしてくれたように思います。ぼくは土佐のいごっそう（土佐でいう「頑固で気骨のある男」のこと）です。「くそっ、負けるものか」の気持ちになったことは確かです。

いのちは長さではない、長く生きてほしい気持ちはもちろんありますが、限られた日々をどれだけ豊かに、かかわることで何か患者さんに役立てないかと、ずっと思うようになりました。

同じ病気の別の患者さんには、人工呼吸器を外して、バッグで空気を肺に手で押し込みながらの散歩をよくしました。病院を出た途端に、患者さんがメモ用紙に書きました。

「空気がおいしい」

病室で、人工呼吸器が動いていてベッドの上で過ごすだけの毎日をよしとしない、いのちはその長さだけではない、そう繰り返し思います。

「もっとこの患者さんに何かできないか」

その気持ちを持ち続けることが、あの時の大学教授の「この発表に何の意味があるのですか」への答えだと、ずっと胸のなかで燃やし続けています。

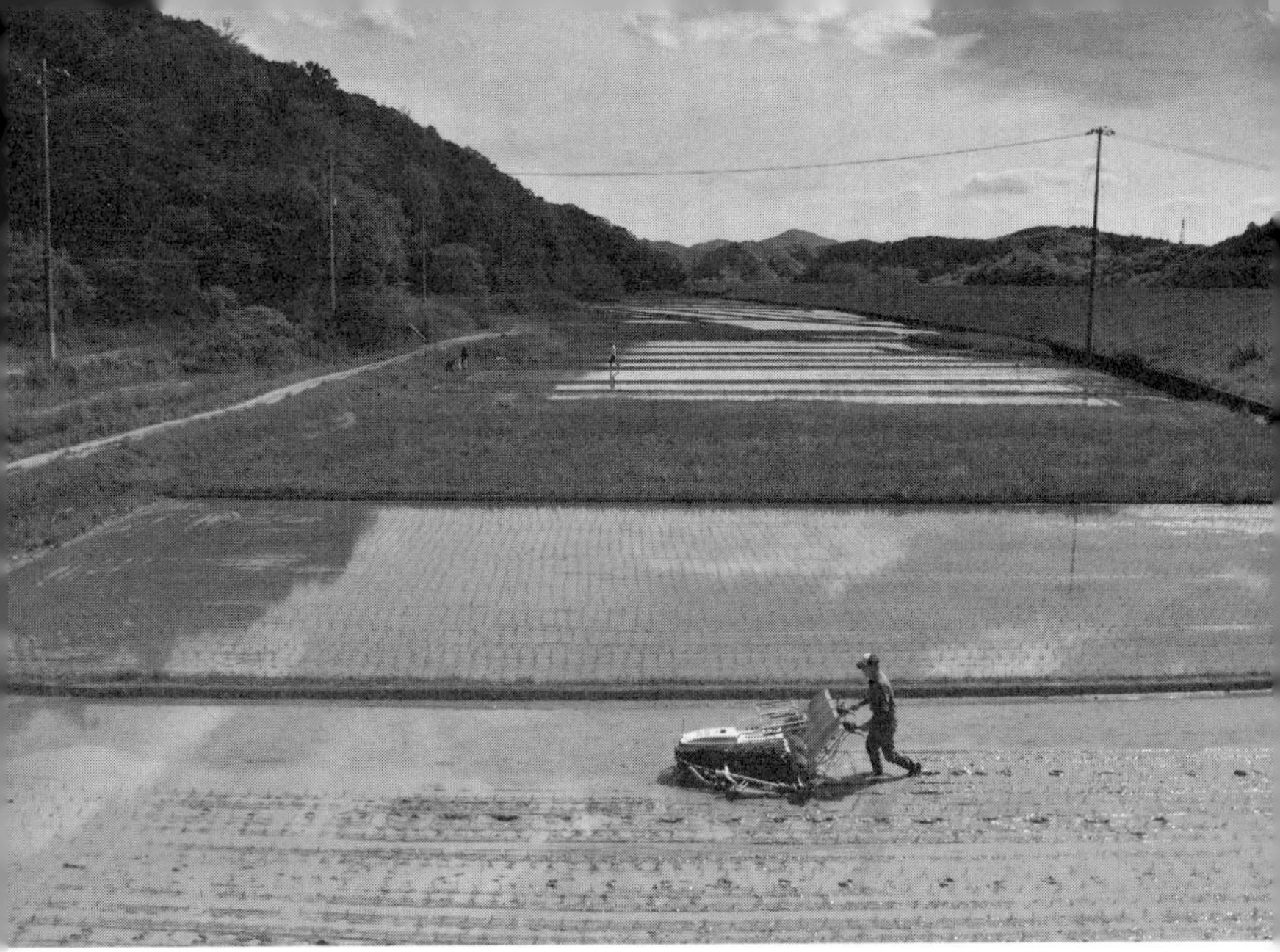

第三章　介護と家族

◆ぼくが患者さんの通夜、葬儀に行く理由

「家で最期まで診てもらって、幸せな人だねぇ」

最近はそんな言葉が多く聞かれるようになりました。ぼくが在宅死の看取りを四万十で始めた頃は、病院で死ぬことが普通で、家でというのは何か事情があってのように思われていました。

「私は家で死にたい」「最期は家で迎えたい」

そんなふうに思っている人は多いはずです。六十パーセントの人がそう思っているとも聞きます。

それがなかなか実現しないのは、「家族に迷惑をかけるから」「家で急に何かあったらその時が困る」などといった理由があります。

ぼくの在宅医療は、看取りの時に患者さんが少しでも満足度の高い最期であることが目標ですが、その介護をした家族に「これでよかった。本人も喜んでいる」と思えるいい気持ちが残るかどうかが気になります。在宅医療はかかわっ

た家族の関係もよく見えます。

患者さんに対して、みんなが一致した気持ちでないのもわかってきます。介護に汗を一番かいた人、口出しは多いが、尿や便で手は汚さなかった人、いろいろな家族がいます。

ぼくは在宅死を看取った患者さんの通夜に出ることにしています。夜の急な往診が入った時には、白衣のままの時もあります。その席で患者さんとの、それまでの日々のいろいろを感じています。

「これでよかった」

そう思うことが多いのですが、時に反省も少し感じる時もあります。ぼくが通夜に出るのは、「いのちとして相手をしていた人が、今はお棺のなかにいる」、この感覚は説明しにくいのですが、そうした生と死の連続性を感じることがぼくにとっては大切だからです。

病院のいのちは、地下玄関でお見送りすることで終わりでした。その後の世界は、勤務医時代は想像もせずに、次の目の前のいのちに精一杯でした。年をとってきたからでしょうか、亡くなってからのいのちに向かい合うことも医療者として立ち止まる大切な時間だと思うようになりました。

もう一つは、家族が在宅死をどう受け取っているかを確認したいとの気持ちがぼくにはあります。ぼくは精一杯の気持ちでいのちを支えたつもりですが、家族の想いはどうだろうか、それを知りたい気持ちです。介護に疲れただろう家族が、今どんな感じかが気になります。

「いい仕舞いをありがとうございました」

親戚の参列者からこう挨拶されると、ほっとします。ぼくは在宅医療の場面でも、会話は重たくないのですが、在宅死が近くなってもじめじめしない雰囲気を大切にしています。通夜の席でも、家族とふだん通りの会話ができるとぼくも安心します。

こんな場面もありました。患者さんは八十代で大腸癌でした。在宅医療を続けて、最期を迎えました。患者さんの妻がほとんどひとりで介護を続けてきました。

「いのちの最後はあっけないですねえ」

臨終の時の妻の言葉を覚えています。その介護した妻が、何年かあとに発熱を繰り返すようになりました。入院を拒否しました。とにかく病院が嫌いでした。息子と話し合い、「在宅で最期まで」の方針を決めました。ぼくは悪性リンパ腫を疑っていました。

食べなくなり、寝たきりとなり最期を迎えました。そして、自宅での通夜でした。息子がぼくを手招きしました。息子は、患者さんからいえば孫に、ぼくを紹介しました。

「おじいちゃんもおばあちゃんも、この先生が診てくれて家で亡くなった。お父さんも同じように診てもらいたいから、先生の顔を覚えておいてくれよ」

まだ少年のような幼い男の子は、緊張してこくりとうなずいたのをよく覚えています。

超高齢者の通夜は、ちょっと明るい雰囲気があります。近所の九十九歳の方の通夜へ行くと、座った横にはぼくの診療所に通院中の患者さん、それに父親を在宅で看取った人がいました。その向かいには、ぼくの川柳の仲間が座っていました。ひとしきり話が弾んで、みんな身内みたいな和やかさでした。

「母のしたいように、最期までできた」

世話をしてきた長男が、さっぱりしたやり通した顔をしていました。こんな雰囲気がぼくは好きです。

「ああしたらよかった、こうしたらよかった」

後悔の顔が多く見られると、ちょっと辛くなります。そばで一緒に尿や便で手を汚し、汗をかいた人は、だいたい適度に疲れた後の解放感があり、いい顔をしています。

「できることはした」

そう思う人の顔を見ると、ほっとします。家族に挨拶をします。

「お疲れ様でした。いい介護でしたね。お母さんは幸せですよ」

そう、ぼくは家族に声をかけます。

医療の現場で忘れがちですが、患者さんのいのちは家族のなかのいのちです。医療者のかかわりはその次です。お通夜に出席することは、「死ですべてが終わるのではない」と、ぼくに改めて確認させてくれる大切な時間です。

いのちを支え続けた人は、通夜でにっこりとさえしてくれます。

◆看取りの介護にはそれまでの関係性が

若い勤務医時代のことです。患者さんが終末期になった時に、ぼくは患者さんの息子たちに説明をしました。あまり病室を訪ねることがないので、呼び出したようなかたちでした。

「お父さんのこれからの時間は限られています。親子の時間を大切に、病院にも足を運んでください」

ぼくとしては、素直な気持ちでお願いをしました。

「父は私たちに親らしいことは何一つしてくれたことはありません。その父にもっと会いに来いと言われても」

若いぼくは、食い下がりました。

「今までのことは今までのこととして、お父さんはいのちのかかる状態になっていますので」

ふたりの息子は、表情を変えずに部屋を出ていきました。患者さんの病室にも立ち寄りませんでした。主治医は患者さんの応援団だと思っているから出た言葉だったのですが。この話を精神神経科の親しい医者に、居酒屋のカウンターでビールを飲みながら愚痴ったことがありました。

「家族にはそれまでの積み重ねの関係があるから、病気になったから、死にそうになったからといって関係性を変えろと言われても困るだろうなあ。医者はその人と家族のほんの短い部分でしかかかわっていないから、そこが難しいところだよね」

この指摘は、ぼくにとっては目から鱗でした。患者さんに熱くなるぼくに、実に的確な話だと思いました。この場面は今でも鮮明に覚えています。

「よくそこまで介護ができますねえ。どうしてそんな気持ちになるのですか」

献身的とはこういうのを言うのだという、素敵な介護を続ける人に聞いたことがありました。脳梗塞を繰り返して、車椅子に座るのがやっとの患者さんで、ぼろぼろと食事をいつもこぼしていました。

「私が結婚して、この家に来た時に一番可愛がってくれて、支えてくれたのが姑でした。それがあったから今の私があります。そのお礼の気持ちでしているので、私には苦にはなりません」

これは病院勤務医の頃の話です。それまでの家族の関係がどうであったかが大切だとずっと思ってきました。「長男の嫁だから介護するのは当たり前」は、田舎でもなくなりました。ぼくは講演会で、家族のなかでの言葉が大切だという話をします。その時にこんな言葉をお勧めします。

「ありがとう、世話になるねえ、すまんねえ」

ぼくは風呂に入る時には、三回はこの言葉を繰り返して練習をしています。言葉がなくなっていってもこの介護者へのこの言葉が残っていれば、介護者との関係はきっと変わるだろうと冗談半分に話しています。

「私は子どもの世話にはならない。ぽっくり逝くか、施設に入るから」

この言葉を診察室で耳にするたびに、ぼくは苦笑いしてこう答えます。

「そううまくいけばいいですねえ。意地を張らないで、若い人に頼ったらどうですか。いろいろ頼んだらどうですか」

子どもが都会で暮らす人ばかりでなく、同じ敷地の別の家に息子夫婦と住んでいる人からも聞きます。若い世代との関係は、物理的な距離ではないと思います。こころの距離だと思います。自分たちの生活に精一杯の時には、お年寄りへのこころ配りが少なくなります。意外と、性格の似ている母と娘が難しいですね。素直な老夫婦と、言葉の優しい嫁の関係がうまくいくことが多いと思います。

母は娘にいつまでも子どもの頃の、よく言うことを聞く娘の像を持ち続けています。一方で、娘はきちっとした母の像を持ち続けているので、病気や加齢で変わっていく母の現実を受け入れられないことがあります。しばしば、それが感情的なやり取りの繰り返しになるから厄介です。双方ストレスが溜まります。

息子のする母親の介護に感動することがあります。

「私には母しかいませんから」

寝たきりの母を、在宅で最後の最後まで手を抜かないでやり抜いた中年の男性の言葉でした。細かく記録して、食べるものも工夫して、それは見事でした。母との関係を深くは聞きませんでしたが、一人っ子でしたので感じるところがあったのだろうと想像していました。

夫の介護も感心することがあります。

「お父さんはよくこんなにお母さんの介護ができますねえ。介護のプロみたいです。ぼくにはここまではできません」

患者さんはパーキンソン病から脳出血をおこし、寝たきりになりました。そこから七年間、在宅医療を続けました。ほとんど夫が介護をしていました。息子の答えは意外でした。

「父はきっと母への罪滅ぼしの気持ちもあると思います。若い時には外へ出ることが多い父でしたので」

そんな関係もあるのかと、意外に思ったことでした。

ひとりで生きてひとりで死ぬ、そうはいきません。ひとととひととの関係のなかで、ひとは生きて死ぬのです。元気な時からの関係、本当に大切です。

◆手抜きの介護

介護をしながら、抑うつになる人をたくさん見ます。だいたいきちんとして、清潔不潔に敏感な人が多いように思います。反対に長い介護を疲れないようにできている人は、工夫を楽しみ、手抜きの上手な人です。

訪問診療で初めて患者の自宅を訪問する時、ぼくは部屋をずーと確認します。玄関がピカピカで、部屋がきちんと整理されていて、オムツは収納されていてどこからも見えないようにしていると、これは危ないなと思います。このきちんとした感じは長く続かないと思うのです。このきっちりを崩していくのが、訪問診療での患者さんの診察とともにぼくの大切な作業になります。

「在宅で介護をしたい」の想いが強すぎる人も苦労します。理屈の多い人も困ります。在宅介護の現場には、「尿や便で手を汚すことをいとわない」、この気持ちが一番だと思います。

「牛を飼うことと比べたら、どうということはないですよ」

九十七歳の認知症の母を介護する息子は、「ひとりでの介護は大変でしょう」と問うぼくに、そう答えました。夜中に布団を這い出して、つまみ食いをすることもあると笑います。このどっしりした感じが介護には必要だと思います。

家は国道から細い道を入ってかなりの坂を上がり切ったところにあるのです

が、車椅子に乗せて国道沿いの集会所に一週間に一回連れ出しているとも言います。

「あの坂道はどうするのですか」と聞くぼくに、「降りるのが危ないので、車椅子を反対方向にして降ります」と、工夫を明るく話してくれました。介護保険の申請はしたのですが、訪問介護や訪問看護を勧めても、「牛を飼う……」の話になり受け入れません。

農業などの一次産業に携わってきた人のする介護は、工夫が多く、繰り返しの行為でも疲れが少ないように思います。適度な手抜きも自然にできているように思います。意外と難しいのが、学校関係の方たちです。知識は十分ですが、手の出にくい人が多いように感じます。本人は気がついていないのですが、指示的な言葉が学校関係者に多いのも特徴です。ぼくは介護する人の性格や関係性よりも、介護者のそれまでの社会体験が大きいように感じています。

介護も子育てと同じように思い通りにいかない世界です。それをありのまま受け取れたらいいのですが、自分のなかに「こうあるべきだ」の気持ちが強いと疲れます。ぼくは、介護は「切なさを知る」人がいいといつも思います。意外と、医療関係者も向いていない人がいます。看護と介護の世界の違いが分かっていない人が苦労します。

二十年間、脳梗塞で寝たきりの夫を介護し続けた人がいました。ぼくはその人を「介護の達人」と呼んでいました。患者さんの発病したのは六十代でした。そこから二十年間のほぼすべてを家で過ごしました。気管切開をして、途中で胃ろうを造りました。

介護する妻は元看護師ですが、気管切開した夫を介護しながら、朝はモーニングサービスの喫茶店で一息ついていました。そのちょっとの息抜きの時間には、事故は起こりませんでした。ぼくの訪問診療の経験のなかで最長となる二十年間、ずっと介護を続けました。ヘルパーも一時期は来ていましたが、途中からは妻ひとりで介護をしてきました。二十年間のあいだに、患者さんは二度、脳梗塞の再発がありました。

「入院はしません。家でやっていきます」

しだいに在宅医療で最期をと、妻は気持ちを決めていきました。最後の半年は発熱に悩まされましたが、最期は穏やかでした。

「ようここまで生きられた。よかった」

明け方に臨終を告げるぼくに、妻はそう口にしました。その後、妻はベッドのそばでそれまでの二十年間を話してくれました。介護の達人には、生活のなかに夫がいて、自分の生活のリズムも保つというところがいい塩梅でした。無理をしていたら、二十年の長さは無理でしょう。訪問が遅くなったぼくに、味噌汁を出してくれたこともありました。ショートケーキと紅茶をご馳走になりながら、毎回世間話をしました。介護保険の制度の始まる前からですから、在宅医療を取り巻く時代の変化も話題によくなりました。

「介護は少し不良になろう」

肩に力がはいっている人に、ぼくは繰り返してお勧めします。「人間はそんなに簡単には死なない」と、緊張をとるような話を繰り返します。家にいることが患者さんにとって幸せだから、介護者が疲れたり、こころがポキンと折れるのは困ることを繰り返し話します。

もう一つ、こうも言います。

「無理だったらいつでも言ってください。方針変更はいつでもいいですよ」

どんなに気持ちがあっても、介護に向いていない人がいます。そんな人に無理はさせない、それも在宅医療の大切なところです。

介護に百点はありません。「できることはできるが、できないことはできない」がきちんと線引きできるかどうか。「こうすれば喜んでもらえるが、そこまでしたら私がつぶれてしまう」、そんなところが見えたら、大丈夫です。「手抜きをすること」は、「緩急をつけること」とも言えるかもしれません。介護は限られたエネルギーをうまく使うことだと思います。気持ちが強すぎると空振りになるのも、介護の世界だと思います。

◆疲れたら優しくなれません

医療や介護の現場で、相手の言葉や行為にカチンとくるのが続く時は、自分の調子の悪い時だと思います。患者さんはそんなに違うことを言ったり、したりはまずありません。それをどう感じるかの問題だと思います。

ぼくは白衣を着ると、そんなに感情を出さないほうです。それでも病院勤務医時代に当直の明け方に風邪の患者さんを診る時には機械的な診療になっていました。「こんな時間帯に風邪で微熱の人を診察しないといけないのかなあ」との気持ちでした。

当直は疲れます。「疲れたら優しくなれない」、本当にそう思います。医療者、介護者だけでなく、日常生活でも一緒でしょう。疲れている時には相手に対しての想像力がなくなります。

「優しさは想像力」

とも思います。「この行為は何のメッセージだろうか」「この言葉は何が背景にあるのだろうか」、そんなことを考える余裕が疲れるとなくなります。

疲れると、お年寄りのゆっくりしたペースの言葉をじっくり聞き取ろうとしなくなります。「こういうことを言いたいの」「こんなことなの」など、先回りして会話を終わらせようとします。この時、相手の自尊心は傷ついています。耳の遠い人との会話もそうです。正面からゆっくりした低い声で、身振り手振りを加えて伝えようとすると、けっこう通じます。耳元で大声でがなり立てると通じはしますが、本人は嫌なものだと聞きます。

疲れには、からだの疲れとこころの疲れがあります。先ほどの当直の明け方の診察ではありませんが、自分のリズムではなく誰かに起こされるのは本当に疲れます。介護でも、夜中に起こされたり、トイレに歩いていくのを見守らないといけない時には大変です。睡眠不足でじわじわと体力が落ちてゆきます。からだの疲れをとるのには、まず睡眠です。昼間に三十分でも横になると疲れがとれます。一晩は誰かに替わってもらって、熟睡するのも一つの方法ではないかと思います。からだの疲れは、単純かもしれません。

こころの疲れは、厄介です。介護はからだを動かしている時が楽だとも聞きます。病院に入院していても、施設に入所していても、いつ呼び出されるかもしれないのでケータイの着信にピリピリしていると聞きます。決まった時間に訪問する毎日も束縛を感じてしまうと聞きます。ショートステイに入ると、ほっとして小旅行をする人もいます。からだの疲れよりもこころの疲れのほうが大変だと思います。いつまでと決められたものなら介護も楽でしょうが、「いつまでこの生活が続くのかと思うと……」の嘆きをよく耳にします。「介護うつ」にならないためには、疲れをうまく抜いてゆくことが大切と思います。疲れがたまってくると、こころが固くなります。優しい言葉が出ない自分を責めて、こころがますます落ちてきます。悪循環になります。

在宅の介護を長く続けながら、家庭菜園で野菜を作っている人がいます。

「今年できるスイカの一番いいのを、先生にあげるから」

そう宣言してくれた家族がいました。ある日、訪問した玄関に立派なスイカが置いてありました。当時、ぼくはスクーターで訪問していましたので、両足に挟んで診療所まで持って帰るのが大変だったことを覚えています。

また、こんなこともありました。肺癌の夫の大変な毎日を介護している人でした。庭を出た所に畑がありました。

「先生、あらかたのものは猿が食べてしまったので、猿の食べ残しだけど持って帰ってくれないか」

そう言って、畑の野菜を袋に詰めて持たせてくれました。毎日の介護が大変だと思いつつ、この畑が息抜きになっているのかなとも思いました。

看護でも同じです。病棟に重症の患者さんが二人、三人と重なると、ばたばたしてきて、人間関係がぎすぎすしてきます。みんな余裕がなくなると、普段は苦笑いですむことが大きな問題になります。

在宅医療の一つの役割は、介護者が疲れていないかを見てゆくことだと思います。こころの疲れをとるような、介護へのねぎらいの言葉やみんなで笑える話を探します。疲れ果てた家族を見ていると、在宅はここまでにしましょうと提案することもあります。本人にとって、疲れ果てた家族に介護を受け続けることは、嬉しいはずがありません。

「ここまで在宅療養を続けてきたことに意味がありました。これ以上はご本人にも家族にもいいとは思いません」

長く在宅を続けてきた、百六歳の患者さんの入院をぼくが決めました。介護を主に担う娘が疲れ果ててしまったからです。本人がしっかりしていた頃は在宅を望んでいたのですが、意思の疎通ができにくくなってもいました。

入院の朝、娘にお疲れ様の電話を入れました。

疲れたら優しくなれません、いつもそう思います。

◆認知症介護の基本

年をとることは切ないことです。動きが若者のように俊敏にできないことは、悔しいことです。すぐに思い出せない、すぐに忘れてしまうことは、自分を不安にさせます。

アルツハイマー型の認知症は病識がない、自分は忘れることをなんとも思っていないと言われていましたが、診察室では決してそんな人ばかりではないことがわかります。アルツハイマー型認知症の患者さんは、診察で医師からの質問に付き添いの家族を振り向いて質問に答えることが多く、この病気の特徴と言われます。その姿は、不安そのものだと思います。

認知症の患者さんの作り笑いに気づくことがあります。記憶の間違い、物忘れのテストをした時に、できなかった項目に言い訳をしたり笑ってごまかしたりするのには、患者さん自身が自分の状態をよくわかっているからだと思うことがあります。

「私はどこも悪いところはありません。ただ脳がだんだん壊れてゆくだけです」

診察の第一声は決まってこの言葉だった患者さんがいました。認知症はゆっくりと進んでいましたが、脳が「壊れてゆく」のを自分で感じていたのでしょう。

認知症の始まりが抑うつとして見えることがよくあります。逆に、抑うつ気分が集中力をなくして物忘れにつながることもあります。配偶者を亡くしてから認知症になったという場合も、この抑うつ気分と生活の単調さとかいろいろな要素で、認知症の症状が強く見られるようになったのだと思います。認知症の初期には、不安と抑うつが伴っているという理解は大切ではないかと思います。

「年相応」

という言葉を医療者は使います。CTやMRIで画面を見ながら、励ましのつもりでの言葉でしょうが、この年相応という言葉は突き放した響きがします。

「それは年のせいです」

これも同じです。お年寄りへの言葉は、もっと繊細でありたいと思うのです。どれほどの人ががっくりしているか、年は努力して戻るものではないので、切ないばかりです。

認知症の話に戻ります。認知症への対応で気になるのができないことの要求です。できないことを要求して、失敗するとそれを指摘する、これが悪循環を生みます。認知症は、できていたことができなくなるのですから、発達の反対をやっていることになります。小学一年生に六年生の算数の問題を解かせて、「できないじゃないか」と言っているのと同じ場面に出合います。

できなくなったことを指摘せずに、できることを一緒に喜ぶこと、これは大きな薬です。子どもへの対応と一緒、できることを褒めまくることだと思います。認知症に限らず、お年寄りはひと言で傷つき落ち込んでしまいます。「ひと言で地獄、ひと言で天国」だと思います。

先日もこんなことがありました。三十八度を超える熱が出た、認知症の患者さんでした。採血が必要だと思いました。家族が少し命令調で言いました。

「さあ、手を伸ばして、血を取るから」

患者さんは、家族の手を振りほどきました。顔は怒っていました。ぼくは、患者さんの正面からゆっくりと、今から採血をすること、それが熱の原因を決めるために必要であることを話しました。患者さんの目を見ながら採血の動作をしていると、患者さんは素直に採血をさせてくれました。認知症だからとか、言ってもわからないからでなく、また、話の内容の正確さを伝えることでもなく、「あなたと私」という関係で呼びかけると伝わることがあります。

ずっと前のことです。遠くから通院する認知症の患者さんがいました。娘が付き添っていました。会話がやっと成り立つ程度でした。診察の終わりに必ず患者さんに聞きました。

「次はどうしますか」

「面白いから、また来る」

娘は笑っていました。会話は内容ではないといつも思います。会話の雰囲気があればいい、楽しい雰囲気があればそれでいいと、ぼくは思います。「医者、芸者、役者」とよく言いますが、ぼくは認知症のひととの会話は役者の世界だと思います。「私はあなたに楽しい気持ちになってもらいたい」、その気持ちを伝えることだと思います。

人間は不安を持つのが当たり前です。認知症の初期はとくに、自分が何か違ってきていることへの不安がきっとあると思います。それを包み込むようなやりとりや態度が必要ではないでしょうか。

「先生を頼りにしています」

診察室でこの言葉の繰り返す患者さんがいます。夫が介護をしていますが、だんだんと認知症が進んできました。夫と三人で話をします。夫の介護の大変さを聞きながら、小さな工夫を提案します。患者さんの繰り返す「先生を頼りにしています」に応えるのには非力ですが、なんとか一緒にやってゆこうと言う気持ちでつながっています。

認知症を嫌がらず、この行動、言葉はどういう意味だろうかと、人間への興味を持ちつつ接してゆきたいものです。認知症は病気です。ただ、そんなに進行しないで、ニコニコと問題を起こさずに一年一年を重ねている人もいます。

居心地のいい環境は、認知症の一番の薬ではないかと思います。認知症であろうと、その人として認める、受け止める優しさを持ちたいと思います。

◆介護はノリでやろう

介護は大変な作業です。子育てと介護は、思い通りにいかないことをおもいきり経験させてくれる大きな体験だと思います。医療の世界でぼくが一番教えられたことは、「臨床はなんでもあり、期待したら外される」でした。

いい年齢になって、医療の不確実さや「どうしてこんないい人がこんな病気にならないといけないのか」といった不条理は、受け止めなければいけないと思うようになりました。

ぼくは根っからの臨床家です。医療や介護にはいろいろな理論がありますが、ぼくはそれをあまり信じません。医療も看護も介護も、一番の力になるのは「ノリ」です。ノッていると困難な状況でも萎縮しません。周囲に素直に意見を求めることもできます。ぼくはケアに軸足を置く変わった医者をしてきましたが、今も原動力は「ノリ」です。

「この患者さんにもっと何かできないか」

これがすべてです。介護も一緒だと思っています。しないといけないからという受け身の介護かどうかで、介護される人もそうでしょうが、介護する人のストレス度は大きく違うでしょう。介護を苦にしていない人、ノリのあるひとは、日々の介護に工夫があります。それを喜んでいます。

「どうすればもっと食べてくれるか」、それも一つの工夫です。誰かに意見を聞くのも一つです。訪問診療をしていて、「どうしたらいいでしょうか」と、介護者からいろいろ質問があり、それに答えている時に、「よし、うまくいっている」と、ぼくは嬉しくなります。介護施設の診察の時でもそうです。

「この入所者の夜間の徘徊をどうしようか」

そんな話し合いの時、薬でもっと鎮静をかけるかどうかの問題となります。ぼくは、なんとか許容範囲だったら薬は使いたくないという話をします。「無理なら、それに対応するけれど」との話の結論の多くは、「もうちょっと、このままやってみます。これ以上になったらその時はよろしくお願いします」がほとんどです。「ノリ」があれば、安易なほうへは流れないとぼくは思います。

在宅介護もしかりです。介護をしながらのいろいろな発見があればいいですね。ノッていると、関係が変わります。許容する範囲が広がります。それも、介護者と介護される人との関係の再発見があれば一番です。介護する立場になって改めて元気な時には見えなかった嫁姑関係、母子関係が見えたら収穫です。

「同じ時間の介護をするなら楽しくやろう」

それも一つの「ノリ」です。そう自然に思える人は幸せです。これは日常生活すべてにいえることで、同じことをするなら楽しくやったほうがいいですし、そう思える人はきっと仕事も楽しめるのに違いありません。ただ、介護という何が起こるかわからない、人間関係が濃く映し出される場面でこう思えたら、自分の大きな成長になります。

介護の世界で、「ノリ」でできるのには秘訣があります。まずは介護する人への共感です。

「今までこんなによくしてくれた。こんな状態になったら私が力になるのが自然な成り行きだ」と、そういった気持ちには力が生まれます。自然なこころの動きがあります。介護される人への共感があれば、優しい介護ができると思います。

神経難病の介護をしている家族に、頭が下がる思いになることがあります。人工呼吸器を使って十年間寝たきりの夫を、介護し続ける人がいます。いつ訪問しても、いつも明るく夫への思いやりがあります。よく電話がかかってきますが、いつも口調は明るくそして冷静です。素敵です。

「お互いを認めること」も大事です。介護する人は、介護される人の訴えを「大変なんだ」と素直に認めて聞くこと。一方で、介護される側もそれを当然と思わず、介護することも疲れるのだと認める気持ちが必要です。「お互い様」があったらいいと思います。

「生きているってみんな大変」

そう思うと、介護の場面は楽になります。ワンマンで通してきた人には、介護者への優しいひと言が出ません。その時、介護者は「この人はこういうふうに生きてきたんだ」と、認めると楽になります。そうはいってもやっぱりねぎらいの言葉が介護の場面を柔らかくします。

「ありがとう。世話になるねえ、すまんねえ」

やっぱりこの言葉が効きます。介護する人に力を与えます。訪問した時に、介護する娘から、「ありがとう、世話になるねえ」と、認知症の百五歳の人が口にしだした話も聞きました。介護する人は、やっぱり嬉しそうに報告してくれました。つい三か月前には、「物がなくなる。娘が盗ったんです」とぼくに小声で言っていた人が、です。

介護には、人間のきれいごとではすまないドラマがあります。

「同じことをするなら楽しく、楽しく」

そう思いながら、日々の介護をしている人を見ると、本当に自分はこんなふうになれるのだろうかと思う時があります。

介護の場面に限らず、ノッている人のパワーは一番です。理屈ではない、理屈はいらないのが、介護の現場だと思います。

介護の現場では、この人には負けるという、素敵な人に出会います。それも訪問診療の醍醐味です。

◆介護はきれいごとではない

介護の現場は、清潔にはなかなかできません。食べるものがぼとぼと落ちる、尿や便の排泄物の処理をしないといけない場面もあります。

「手を汚すことをいとわない」

ぼくは介護の最も基本かつ大切なことは、これだと思っています。どんなに気持ちがあっても、手の出ない人がいます。ベッドのそばでも立っているだけで、言葉だけに終わる人がいます。

「家で生活をさせてあげたい」

そう言って、訪問診療を希望する家族が来院することがあります。患者さんへのあふれるばかりの想いを聞きながら、その気持ちが行動につながるかどうかをぼくはいつも頭に置いています。手が出るかどうか、手を汚しても何とも思わないかどうか、それが在宅での介護が続けられるかどうかの分かれ道だと思っています。

清潔にすごくこだわる人がいます。日常の生活ではすごくいい習慣だと思いますが、介護ではこれが邪魔になります。ちょっと汚れたところを拭き続けていたら介護になりません。介護は泥まみれになる世界です。

ぼくが四万十に来た当時に、訪問診療を依頼された九十六歳の人がいました。診療所のすぐ近くでした。一人暮らしで、ヘルパーさんが訪問していました。初めて部屋に入った時の光景は衝撃的でした。

部屋の床にはポツンポツンと尿の落ちた跡があり、尿と便の何とも言えない臭いも強烈でした。敷きっぱなしであろう汚れた布団、その横の机に食べ残したものが乗っている皿があり、その机の下には同じような皿がありました。これは三匹の猫の餌でした。診察中には、その三匹の猫が部屋を走り回るのです。同行した看護師が猫が走るたびにキャーと悲鳴をあげて、それはきれいごとではない場面でした。

高松での病院勤務医の頃に、地域の保健師が訪ねてきました。

「先生の外来に受診しているCさんの生活環境がどのようなものかご存知ですか」

保健師は診察室では把握できないことをいろいろ話してくれました。八十歳を超えたCさんは子どもに付き添われ、長くぼくの外来に通院していました。いつも同じ服で来ているのには気づいていました。

「一度、家を見せてもらいにゆきます」

そう答えて、話を終わりました。保健師は決して嫌味ではなく、表面的な診察室での診療ではCさんのためにはならないのではと、伝えたかったと思います。Cさんの家に行きました。高松市内のその家は、日当たりは悪く、昔ながらの土間のある、今の時代にこんなところで生活している人がいるのかと思う光景でした。

反面、こういうところで暮らしが続いているCさん親子のたくましさにも感じるところがありました。人間はそんなに清潔にしなくても生きていけるのだとも思う、ぼくには大きな体験でした。

もう一年以上、訪問を続ける患者さんがいます。認知症で、八十歳を超えた女性です。最初の診察は椅子に座った患者さんを縁側の下から診ることから始まりました。患者さんは病院受診を拒否し、血圧が高いのを心配して夫から訪問診療の依頼がありました。

夜間の興奮や不潔な行為があるのですが、夫は入院を望みません。訪問看護師が面会に来ました。「先生、風呂に入っていないんです。着替えもしません。どうしましょう」。ぼくの答えは次の通りでした。「お勧めして、患者さんが乗ってこなかったらしょうがないんじゃないかな」。

訪問看護師の清潔への気持ちは理解できました。「風呂に入ってくれたら」と、夫もぼくに口にします。

「先生すみません。こんなかっこうで……」と患者さんは涙ぐみながら言うのですが、着ている服はずっと変わりません。それでも一日が成り立ち、一年が過ぎました。縁側の診察が続きます。

介護をきれいにきれいにと思うと疲れます。介護は現実の汚れる世界を受け入れることであり、介護する人との関係もきれいにしようとすると疲れます。オムツを丸めた古新聞が部屋に散らかっている、清潔とはほど遠い男の介護の世界もぼくは好きです。

介護は生活の内にあります。生活をしながらですから、完璧な介護は成り立ちません。「できる範囲でできることを」でいいと思います。疲れないように、清潔不潔にこだわりすぎないのがお勧めです。

遠くに住む家族が口を出すのが、介護の現場では困ります。手を汚していない人が、「ああせえ、こうせえ」と言うのが一番困ります。認知症の人は久しぶりに会う、ある意味で気を遣う人には実力以上のものを見せます。たまに帰郷してきた家族から、「こんなにできるじゃない。言うほど悪くないじゃない」と言われてしまいます。こうなると、現場は複雑な気持ちになります。

介護は、手を汚す覚悟ができた時に、ひょっとしたら面白くなるかもしれません。日々のちょっとした変化に喜びを感じられるかもしれません。みんなで一緒に汚れること、疲れること、ぼくは在宅医療の現場はそれがいいと思います。

きれいごとではない介護の世界。ぼく自身の今までの生き方を問い直されているのが、介護の世界ではないかと思っています。

◆介護される時の心得

介護される時は、とにかく素直になることです。

「ありがとう、世話になるねえ。すまんねえ」

やっぱりこの言葉に尽きます。人は望んで介護される立場になるわけではありません。年をとると、これはしょうがありません。病気をしたら、頼るほかはありません。

「私は子どもたちには迷惑はかけない。ぽっくりと逝くか、施設に入るから」

こんな言葉を聞きますが、その通りにゆくかどうかはわかりません。ひとは一人では生きてゆけません。一人暮らしでも、訪問介護や訪問看護、訪問診療で療養が成り立ちます。子どもでなくても、素直に人に頼ることが大切だと思います。

「ケアマネージャーが介護の鍵を握る人」、ぼくはいつもそう言います。介護される場面になった時に、一番力になってくれるのはケアマネージャーです。

ケアマネと略して呼ばれますが、この職種が介護と医療をつなぎ、在宅と施設とをつなぐ大切な役割をします。ケアマネは医療に強い人と介護に強い人に分かれます。自分に持病があって、病気を中心にしたケアを考えるなら医療に強い人がいいと思います。

介護保険で介護度の低い人は、市町村にある包括支援センターに相談員がいますからそこで相談するとよいでしょう。介護が必要になっても、介護保険の手続きをしない人がまだまだいます。手続きは簡単です。市町村役場でできますので、介護の必要な状態であれば、まず介護保険の手続きをお勧めします。病気で通院中の人は主治医に、手続きの時期を相談するといいと思います。

先日、こんなことがありました。長く診断のつかなかった膵癌で、八十四歳の人が腰痛を強く訴えて診療所を受診しました。介護が必要な状態になっていました。「ベッドを使っていますか」とぼくが聞きました。「腰が痛くなって、ベッドを家具屋に頼んだところです」と、長男が言います。

「介護保険の手続きをしましょうよ。ベッドはレンタルで借りられるからそうしたら。ヘルパーさんにも家に入ってもらおうよ」

そこから、ぼくの知り合いのケアマネージャーにお願いして、介護の態勢を作ってもらいました。本人はケアマネの訪問を喜び、流れが変わりました。腰の痛みは続きますが、家族だけの介護の場面が変化し、本人の気分も変わりました。

性格もあるしそれまでの表現の仕方もあるから絶対とは言えませんが、素直な言葉がすっと出るかどうかで、介護の場面は大きく変わります。「風呂、飯、寝る」で通してきた、言葉の少ない人は、気持ちよく介護をしてもらうために、照れないでどうぞぼくのお勧めの、「ありがとう、世話になるねえ、すまんねえ」を口にしてください。介護を受けながらも、日々が暗くなることもないと思います。おおいに笑い、日常を楽しめばいいと思います。

ぼくの父は大腸癌で在宅療養中、ベッドから降りて机の前に座り、川柳を書いていました。それが生きがいのようでした。最後の入院の病床でも、メモ帳と鉛筆を枕元に置いていました。メモ帳の最後には、字にならない筆跡がありました。父の生きがいであった川柳の遺句集を兄とふたりで作りました。八年の年月がかかりましたが、第五十回高知県出版文化賞を受賞した記念の本になりました。

ぼくは、在宅でも施設でも介護される場所はどちらでもいいと思っています。無理な在宅よりも、プロの介護者の優しさに触れる施設で前よりも元気になる人がいます。在宅は何よりも家族のなかで、慣れた環境というのが魅力です。家族も生活のなかに介護があり、自分も素直な気持ちで介護を受けてゆくことができたら、いうことはありません。

介護する側と介護される側が、話し合って工夫しながら少しでも介護者は疲れることが少なく、介護される側は辛抱が少なくなるようないい塩梅になればいいといつも思います。表面的には平和だけれど、何か硬いなあと感じる在宅もあります。そんな時には、ぼくは家族と本人と一緒に世間話をすることにしています。思っているだけでは相手には伝わりません。言葉が大切です。食事にしても、「おいしい」のひと言で介護者は疲れが吹っ飛びます。介助してもらっての入浴の後の「気持ちいい」のひと言もみんなを喜ばせます。

介護者が困るのが、「どうしてほしいのだろうか」と、気持ちがわからない時です。「これは嫌だ」との意思表示もはっきりあったほうがやりやすいです。

医者の立場からは、「痛いのを我慢してほしくない」のが、一番のお願いです。とくに癌の痛みは徹底的にとれるだけとろうという時代です。医者に遠慮しないで、気持ちを伝えてください。

病院に入院していて、「家で生活したい」と思ったら家族に伝えたらいいと思います。家で最期をとの希望があれば、家族に伝えたらいいと思います。意外と、在宅での療養もやってみたらできることがあります。最初から迷惑をかけるからと諦めないのが大切です。ぎりぎりまで家にいて、無理になったら病院ででもいいと思います。ちょっとは自分の気持ちを大事にして、家族に提案してみたらどうでしょう。

ひとりでは生きてゆけません。素直に頼り、頼み、家族や周囲の人たちの力になってもらいながら、自分の思うような「介護される生活」を考えたらいいと思います。

素直な気持ち、素直な言葉が、一番大切です。

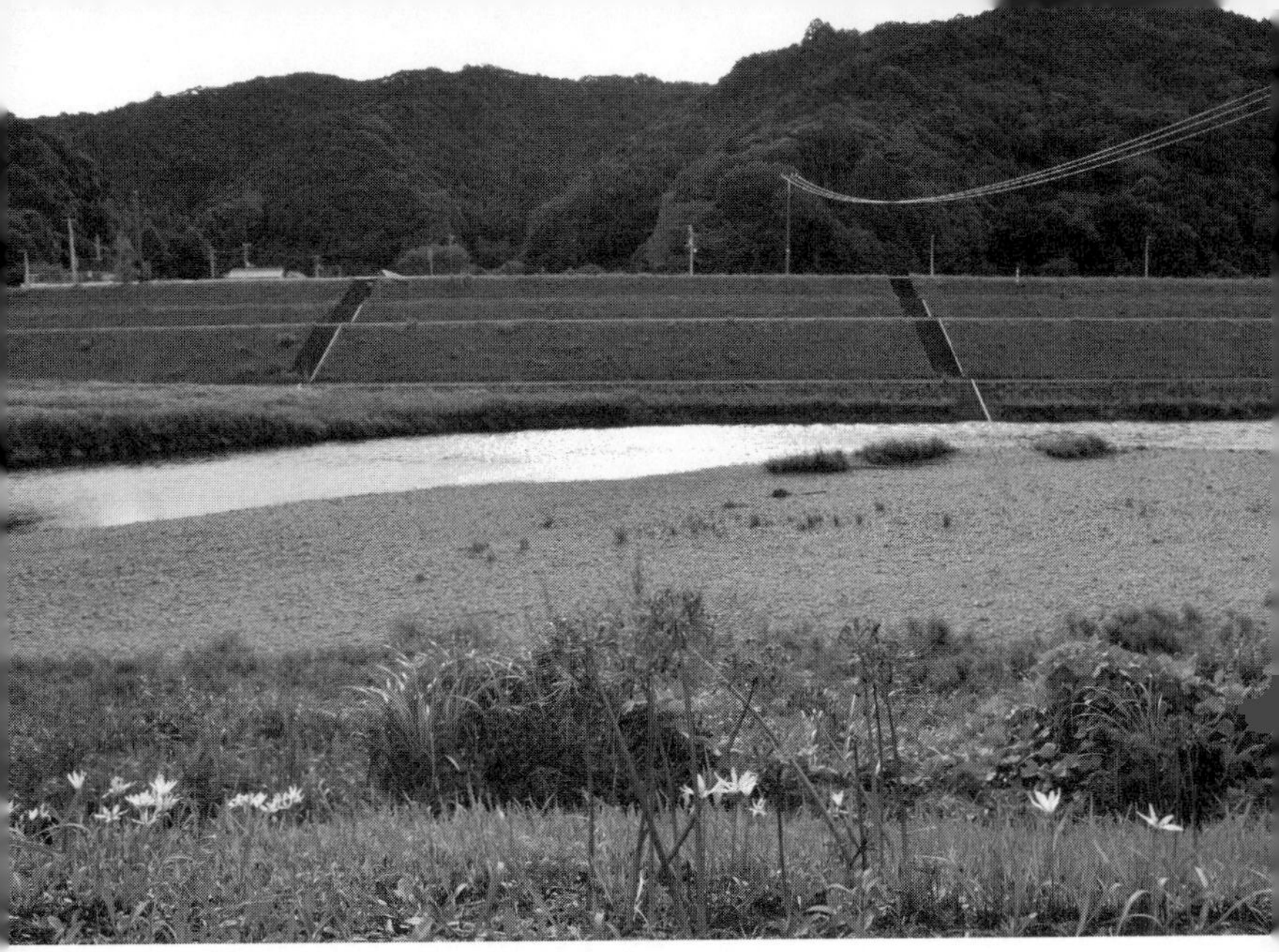

第四章　なじみの場所で

◆痛まず、苦しまず、最期まで食べて、なじみのなかで

四万十には「いい仕舞い」と言う言葉があるのを、前に述べました。「痛まず、苦しまず、最期まで食べて、なじみのなかで」が、そのいい仕舞いです。ぼくは患者さんが最期を迎える時に、残される家族が「本人はいのちのすべてを使い切った」と思えるような、そんな場面を目標としています。

みんながみんな、なかなか絵にかいたようにはいきません。それまでの過程が大きいように思います。十二年間、パーキンソン病でぼくの診療所に通院していた八十七歳の患者さんがいました。だんだんと動きが悪くなり、言葉が聞き取りにくく、食べるのが難しくなりました。三年前から介護施設に入所していました。

ぼくの診療所には、息子が車椅子を押して来ていました。息子ひとりがずっと介護していました。熱が出たり、いろいろなことがありながら、長い期間を不自由なまま通院を続けていました。また熱が出て、食事が食べられなくなり

ました。厳しい状態だと、息子と話し合いました。

「病院に入院はさせたくない。胃ろうは造らない。この施設で最期を迎えるほうがいい」

息子はいつも付き添ってきていましたので、長い付き合いのぼくとの関係はしっかりできていました。

そんな時期に、夕方に発熱との連絡がありました。施設に診察に行きました。息子も駆けつけてきました。抗生物質の注射と飲み薬で対処することにしました。目を開けた患者さんに、ゼリーを息子が口に入れました。一口目をゴクンと大きく飲み込みました。

「あっ、飲み込んだねえ」

一緒にいた介護職員も、喜びの声をあげました。二口目は口のなかにそのまま残り、拭き取りました。その夜中、ゼーゼーという時間があり、呼吸が止まりました。ぼくも息子も、冷静でした。施設の看護師が慣れていなくて、「患者さんのゼーゼーが自分には辛かった。可哀そうだった」と、繰り返し言うのにぼくは困惑しました。ぼくのカルテには、「息子の一匙のゼリーが最後の食べ物だった」と、書いてありました。

最期を迎える前の、ゼーゼーがないように工夫するのですが、時々は避けられないことがあります。「これは、ご本人は苦しくないですからね。見ているほうが辛いですけれど……」と、説明することがあります。この時も、医療者である看護師にとっては辛い場面だったのでしょう。患者さんは息子にここまでしてもらって、ぼくはいい仕舞いだったと思っていました。ただ、看護師の「辛かったねえ」の言葉がぼくの胸に引っかかっていました。

通夜に参列しました。導師（僧）を務めたのが知り合いで、患者さんの元気な時の姿から話を始めたのが印象的でした。導師が生きていた姿を語る、医者が亡くなった後の通夜にいる、これこそ「いのち」を感じる時間だと思いました。介護してきた息子の顔は、いつもと変わらず穏やかでした。その後も、診療所に患者として通院してくれています。

食べている人は強いです。口からが一番です。「芸術的食事介助」の話も述べましたが、なんとか口から食べてもらうことは大切です。いろいろな機能が落ちてくるとともに食べられなくなれば、これはいのちを燃やし尽くしたと感じます。点滴をして手足が腫れたり、心臓や肺に負担をかけるよりは、少量でも口から食べていただいて、からだが枯れてゆくのが自然だと思います。家族の希望が強いと、少量の点滴を続けることもあります。「食べられないなら点滴を」と、家族からよく言われます。いのちの邪魔をしない程度です。いい仕舞いを点滴がぶち壊していることもあります。安易な「食べなければ点滴」が、ご本人を苦しめることもあることを頭に置いてください。在宅では自然な流れがありますので、点滴の話は少ないですが、病院では入院しているからにはという医療の義務感で、点滴をしていることもあるかもしれません。

在宅では、十分食べられない患者さんでも、少しでもいろいろと工夫して口にすることが多いので、最期まで食べられます。病院では誤嚥《ごえん》が怖いから食事はやめて点滴で、という話がよくあります。どちらが自然な流れかは、明らかです。

在宅でも病院でも、痛みはとれるまで徹底的に薬剤を使いますが、前にも述べたように「家にはモルヒネが流れている」のです。癌であっても、病院で大変だった痛みが折り合うことはまれではありません。

なじみの関係は強い支えになります。死に近い時期に、孫が来る、ひ孫がベッドの周りを走り回るのもいい感じです。集落の人がのぞきに来ることも、癒しになります。訪問したぼくにちょうど訪れていた幼馴染を紹介してくれる人もいます。

ずっと前に、癌で腹水が溜まる人がいました。おなかに針をさして腹水を抜くのを、近所の友達が姉さんかぶりで、三人並んで座って見ている時がありました。庭には柿の実、カラスが鳴いて、これが在宅医療だと感じたことを覚えています。

「最期は無理なく、切なくないように」と、いつも思います。患者さんが主役で、そして家族が良かったと思えるような最期の、ぼくはプロデューサーになりたいと思っています。自分が経験を積んできて、だんだん自然な流れを大切にと思ってきました。患者さんの負担が少なく、家族もその流れに乗ると、無理がなくていいと思うようになりました。

◆家に帰ると痛みがなくなる癌の患者さん

癌の痛みは厄介です。お年寄りの在宅医療と癌のそれとは緊張感が違います。痛みにはいろいろな種類があると言われ、決して単純なものではありません。そのなかで、病院では対応が大変だった癌の患者さんの痛みが、穏やかになることはまれではありません。

「家にはモルヒネが流れている」

ぼくは繰り返してこう言うのですが、なじみの場所でなじみの人たちに囲まれたら、気持ちがほっとするのではないでしょうか。このほっとする気持ち、あるいは希望がかなって家に帰った覚悟、これは両極端な心持ちですが、どちらも痛みに対してはプラスの効果があります。

「あんなに痛がるのでは、家ではとても無理です」「食べられないのに家では無理です」

それでも意外とうまくゆくことがあります。こんな患者さんも経験しました。

大腸癌の再発でした。右足は糖尿病の合併症で切断していました。八十九歳の女性でした。診療所のすぐ近所に住んでいました。娘が相談に来ました。「母は入院中ですが、食べない、眠らない、痛がって痛がって何ともなりません。もう家に連れて帰ろうと思います。往診をしてくれませんか」

これからを考えると気が重いのですが、娘の真剣さは病院で折り合えない母を連れ戻そうとする迫力がありました。帰ってきて、訪問診療、訪問看護、訪問介護を予定しました。娘は仕事をしながら、昼に食事の介助に帰るというかたちにしました。病院の医者からは余命三週間と言われていると聞きました。引き継ぎの主治医からも、そのように告げていると診療情報提供書に書かれていました。

初めての訪問の時、聞きました。

「痛みはどうですか」「まあまあです」「食べられますか」「まあまあです」「眠られますか」「まあまあです」

全部、まあまあでした。退院までは点滴をしていましたが、自宅では中止しました。しだいに食べられるようになりました。痛みも心配していましたが、鎮痛剤を使わないのに「まあまあです」が続きました。

「在宅医療はこのままあがいいんですよ」

娘にそんな説明をしました。一週間に一回診察に行っていましたが、やりとりはいつも一緒でした。

「どうですか」「まあまあです」

三か月後、親戚の人が集まり九十歳の誕生日を祝ったそうです。この頃には、たくわんをぱりぱりと音をたてて食べている場面に出合ったこともありました。左足の壊疽《えそ》も進んできて、皮膚の色は黒色に変化していましたが、訪問看護の処置を続けました。

家に帰ってきてから一年四か月後、娘が休みの土曜日の昼前、患者さんは亡くなりました。三日前の定期の診察時のカルテには、「まあまあです。痛みはありません」との記録があります。大腸癌の再発のなかで、一年四か月間の毎日の積み重ねがあり、娘は仕事をしつつの介護の時間が流れました。

ばたばたすることもなく、本当に淡々と「まあまあ」の毎日が続きました。食事量も少しだいに貧血が進んできましたが、あえて自然な流れにしました。

しずつ減ってきましたが、最後まで痛まなかったのは不思議でした。臨終を告げた後に、娘が言いました。

「これが在宅医療なんですね。まあまあがいいのですね」

このひと言は嬉しかったです。

病院であれだけ大変だったのが、自然な穏やかな毎日になったのはびっくりでした。他の患者さんでも、在宅での痛みが強くならなかったのを何人も経験をしてきました。痛みの管理が大変だから在宅は無理ともいえないと、ぼくは思います。

痛みには不思議なところがあります。いのちには不思議な部分があります。

◆患者さんの「物語」を聞こう

「先生、私の両親は優しくて、一度も叱られたことがありません。女学校では校長先生に可愛がられて、ずっと級長をしました。主人も優しい人でした。海軍の軍人で、佐世保にも鹿児島にも行きました。今は娘がよくしてくれます」

百五歳の患者さんが、にこにこしながら話してくれます。この頃、物忘れが強くなってきたのですが、いつも楽しい話になります。女学校の話は訪問のたびにしてくれるので校長先生の名前も住所もしっかり頭にあります。そばで聞いている娘は、「またその話……」と、苦笑いをしますが、ぼくはそのたびに話に大きく相槌を打ちます。

この患者さんは、自分の姉妹のこと親戚のことも、繰り返して話してくれます。「婦人会の会長も長くしました」と、この話も何度とは言えぬほどの回数聞いてきました。介護する娘が仕事をしていた当時の話、孫の病気の心配もたくさん聞きました。訪問を始めた数年前には、新聞を隅々まで読んでいました。調理師の免許も持っている自慢話も、いつか聞きました。「もともとは武士の出なんです」と、話はそこまでさかのぼることもあります。その人の生きてきた物語を聞くと、患者さんとの距離がぐっと近づくような気持ちになります。

お年寄りとは昔話をするのが一番です。何回でも、同じ話でいいのです。繰り返して話をしながら、患者さんが自分の生きてきたことを振り返る時間は大切だと思います。ぼくの両親が年をとってから、よく昔話をしました。一緒に暮らしていなかったので、実家を訪ねた時には両親を前に、ぼくの子どもの頃のあれこれをよく話しました。母の苦労をねぎらうことが多くありました。父もその話に乗ってきて、晩年は母へのねぎらいを口にするようになりました。

「お年寄りとは、昔話をしよう」

これはぼくのお勧め。認知症だろうと癌の終末期でも、ひとの生きてきたことそれ自体が物語です。しみじみとした話ができたら、嬉しくなります。

戦争体験者が戦争の話をしだしたら、死期を悟ってきたのだなとぼくは思ってきました。戦争を知る人が少なくなりましたが、ぼくは勤務医時代には患者さんから戦争の話をよく聞きました。

「どうしても、もう一回死ぬまでにフィリピンに行きたい。大丈夫だろうか」

筋萎縮性側索硬化症の神経難病の患者さんから、突然の話がありました。病状はかなり進んできていました。歩くのがやっとでした。フィリピンは、戦争で赴いたところでした。死ぬ前に是非にと、だめを言わせない迫力でした。

「どうぞ、気をつけて行ってきてください。奥さんも一緒なんですね」

しばらくして、定期の外来受診の時でした。

「行ってきました。これでもう思い残すことはありません」

患者さんは、ほどなく呼吸がしにくくなりました。人工呼吸器は拒否。入院を勧めましたが、「今日はとにかく帰ります」と、診察室を出ました。その深夜、呼吸をしていないとの電話が患者さんの妻からありました。あわてて自宅に向かい、妻に臨終を告げました。

「覚悟を決めていたのですね。フィリピンに行けてよかったですね」

妻に、そんな話をしたのを覚えています。戦争は体験者には、本当に大きな出来事なのだと思います。

本をいつも読んでいる患者さんがいました。肺癌での入院でした。病状が進んできた時に、戦争の話になりました。石垣島で終戦を迎えたと聞きました。

「食べるものは芋の茎だけ。今の体重の半分もなかった。戦争はいかん」

真剣な表情で語り続けるのでした。いつもは穏やかな雰囲気でしたが、戦争を語る時には違っていました。若いぼくに、伝えておきたい気持ちがよくわかりました。それまでもいろいろな話をしていて、ぼくの初めての単行本ができるのを楽しみにしてくれていました。亡くなるその日、本が届きました。家族に本を手渡して、お棺に入れていただけたらと頼んだことでした。

在宅医療では病院よりも、患者さんとの話がしやすい面があります。患者さんの緊張が病院とは違うし、ぼくもじっくりと話が聞ける時間の余裕がありま す。話に家族が参加するのも、雰囲気が柔らかくなります。照れてしまう患者さんが、ぼくに向かって家族へのねぎらいの言葉を口にすることもあります。

在宅医療は、患者さんの病気だけを診ているのではありません。患者さん丸ごと、いのち丸ごと接してゆくのだと思っています。患者さんの生きてきたように、家で過ごしてもらい、普段の言葉で語ってもらうこと、ここに在宅医療の楽しさがあります。

家族を交えて庭の花の話でもいい、一人暮らしの人のどうやってこの家を守ってきたかの苦労話でもいい、病気を離れた会話がいっぱいあるほうがいいと思います。

「うんうん」「そんなこともあったのですね」

相槌を打つぼくに、患者さんが乗ってくる場面が好きです。認知症が進んで会話がちぐはぐでもかまいません。話をしている雰囲気があれば、それでいいのです。
生きてきたこと、そのことが物語なのだから……。

◆ユーモアも会話なら、沈黙も会話

ぼくは中学三年生の時から、父の趣味の川柳の世界に入りました。父はぼくの句を手直ししたことは一度もなく、自分の気持ちのままに書くことを尊重してくれました。高校三年生の受験勉強に乗り切れない時も、大学受験に失敗してからのしんどい時期も、川柳がぼくのこころを救ってくれました。

川柳はご存知のように、十七音字で句が成り立ちます。サラリーマン川柳のように楽しむ句から、表現をぎりぎりまで究める句まで、幅があります。たった十七音字なので、「てにをは」の助詞の使い方にも気を遣います。一方で、十七音字のなかに間合いがあり、ふっと空白を作り、読者に想像させる句の作り方もあります。

この川柳の世界が、ぼくの臨床の世界に大きく影響しています。診察の場で、表現を大切にする、会話でのやりとりに楽しさを感じるのは、川柳の世界の延長です。白衣のポケットに小さなノートを入れています。患者さんのはっとした言葉を書き留めるためです。患者さんとのやり取りのなかに、川柳を感じます。

百歳を題材にした句を、ぼくはよく書いています。

往診を待つ百歳と黄水仙
百歳に今晩おいでと言われても
まだ死なんかね百歳が照れながら
百歳を応援します川の風
あやとりのように百歳とのはなし
笑わせて笑う百歳との握手

ぼくの診療所の歩いて行ける距離に、百五歳、百三歳、百二歳と三人の百歳以上の人がいます。みんな女性で、三人を訪問診療しています。そして、三人はお互いをよく知っていてぼくに聞きます。

「Tさんは元気かね」

「いつもとかわらず、相変わらず元気元気」

「あの人は私より二つ年上だから」

そんな会話がよくあります。この三人とも、話がとにかく楽しいのです。百歳を目指すならユーモアが大事だと本当に思います。最年長の人は、これまでにも述べたとおりです。楽観というか、根っからのユーモアがあります。

「先生、手がきれい」

そう言って、診察を終えようとするぼくの手を毎回触ります。往診鞄を肩にして、次の訪問先に行こうとするぼくに声をかけます。

「早い、もう行くの。私もついて行こうかしら」

そう言って、玄関まで見送ってくれます。たまに、窓を開けて庭に止めた往診車に手を振ってくれることもあります。患者さんは百歳を超えた頃、娘が大阪にいて、ひとりで暮らしていました。不安になると、ぼくに電話をしてきました。

「先生、何かおかしい。ちょっと来て」

そう言われて、歩いて家を訪ねたら鍵がかかって入れません。玄関のチャイムを鳴らしても、反応はありません。灯りもついていません。電話をしても出ません。諦めて、翌朝早く訪問しました。

「私、そんな電話したかしら」

あっけらかんとして、元気で玄関にあらわれました。娘が介護を始めてからは不安は少なくなりました。

「今晩、もう一回来て」と、その百五歳の人に言われた時にはさすがに笑ってしまいました。ユーモアは生きる力です。診察室でも、ユーモアのある人はころがぺしゃんこにはなりません。ぼくはユーモアのある川柳の句は得意ではありませんが、こころが重たくなると意識してユーモアを大切にしています。百歳トリオに教えていただいた境地です。笑うと、こころがふわっと綿菓子のようになります。肩の力が抜けます。こだわっていたことが、大笑いのあと、飛んで行きます。

「こんなに笑ったことは久し振りです」

そんな言葉を聞くことがあります。超高齢者やぎりぎりの状態でも、笑える会話はこころを救います。

川柳の十七音字のなかにも空白を作るように、会話には間合いが大切です。相手の言葉が終わらないうちに言葉をかぶせたり、遮ったりするのは避けたいところです。適度な間合いが必要です。それと、会話は必ず言葉で返さないといけないと思うと、苦しくなる時があります。「うーん」と唸ったまま沈黙して、その場に居続けることも会話です。ぎりぎりのいのちから、答えようのない言葉が出たら、ぼくは沈黙します。

「今聞いた辛さを、今日はぼくが持って帰ります。また考えてみます」

そんなふうに答えたこともありました。癌の先輩の看護師を迎えに行った時の一時間近くにわたる沈黙のことは、先に述べた通りです。新人看護師にも、いつも「沈黙も会話。言葉で返さなくていい。そこにいるだけでいい」と、伝えます。ユーモアも沈黙も会話、大切にしたいところです。

◆笑いの効用

「笑えたら、こころは大丈夫」

診察室で、ぼくはよく口にします。ぼくは診察室でも、訪問診療でもよく笑っています。重たい話を聞きながら、相手より少しだけ元気な位置で対応します。明るすぎても相手が嫌になりますし、重たい気持ちにさらに重たく接すると、しんどくなります。

思春期のこころには、ニコっとできるまで話を続けることがあります。緊張をほぐすことがまず大事だと思っています。いろいろなことがあっても、まず笑えるような雰囲気になることを目指します。「どんなゲームをしているの」「部活はどう」「一番楽しいことは何だろう」とか、ぼつぼつ聞いてゆきます。

訪問診療の時もそうです。患者さんがほっとできるように、介護する家族の方の力が抜けるように、話を探します。「笑える話」の引き出しを持っていることは大切だと思います。その場の雰囲気を変えるには、パワーと経験が必要だと思います。

患者さんが、家で最期をと覚悟を決めた時には、特に穏やかな、そして笑える話を心がけます。病院勤務医の頃には、重症の患者さんの病室に向かう時に廊下を歩きながら、どんな話で今日はニコっとしてもらおうかと考えていました。

ぼくは落語が好きです。落語家の話術はすごいといつも思います。東京で学会があると、いつも上野の鈴本演芸場に足を運びました。まばらな客のなかで、無名の落語家が舞台に上がります。しだいに盛り上がってゆく話に、うまい人はいくらでもいるのだと思ったことでした。最近は診察室で夜に書類を書く時にはユーチューブで落語を聴いています。いろいろな落語家を聴き比べています。

「困ったら苦笑い、どん詰まりは大笑い」

ぼくのよく口にする言葉です。介護をしていても、オムツになかなか排尿してくれないとかの困った時には怒らないで苦笑いができたらずいぶん違います。思い通りにいかない時に、「それが介護なのだ」と思って、余裕を持つことも大切なところです。どうしようもなくなったら、もう笑うしかないと思います。認知症が進んできて、何故こんなになってしまうのか、困り果てたら大笑いです。そうしたらなんとかなります。誰かに相談したら、道が開けます。

「同じことをするなら楽しく、楽しく」

これも、ぼくの口癖です。介護の達人は、カラカラとよく笑います。どうしようもないことに、あまりこだわりません。目の前の作業を楽しそうにこなします。肩の力が抜けて、普段着です。患者さんを支える悲壮感がなく、みんなでやっている雰囲気があります。

笑いが免疫力をあげることは、定説となりました。癌で外来に通院中の患者さんにも、大いに笑いましょうとお勧めします。十年来、第四土曜日の午後に開催している「大野内科健康教室」でも、笑いにこだわっています。毎回、テーマはあるのですが、集まっていただいた人に少しでもいい気持ちにと、笑ってもらう場面をちりばめて話を続けます。いつも三十名ほどですが、ずっと続いているのは笑いのある時間だからかなと思っています。

ぼくの癖で困るのは、すぐニコっと笑ってしまうことです。臨終を告げる時はもちろん厳粛にしますが、その後に表情が緩みます。通夜の席でも、ついニコっとしている自分に気づきます。「死は自然なことで、悲しい顔をしないといけないことはない」と、そのいのちにかかわったものとして感じているのかもしれません。話がずれますが、もう一つの癖が、電話や挨拶の最後に、つい「お大事に」と言ってしまうことです。診察室での最後にいつも口にしているので、無意識に患者さんでもない人に、この「お大事に」が出てしまいます。医療関係者ではこの癖はありそうで、ぼくだけではないかもしれません。

いのちのぎりぎりの場面での笑いに、こんなことがありました。

脊髄性進行性筋萎縮症の患者さんでした。手足の力が落ちてきて車椅子の生活になりました。週末に風邪を引いて、呼吸が苦しいと入院になりました。抗生物質を使っていて、状態は落ち着いていました。人工呼吸器を着けるかどうか、決断ができませんでした。一週間後、突然呼吸が止まりました。気管内挿管をして、手でバッグを押す人工呼吸をしました。意識が戻ってきた患者さんが、気管に挿入されているチューブを嫌がりました。どうしても抜いてほしいとのことで、ぼくは抜管しました。息が止まることも予想していました。

親戚の人が集まり、三人の娘も駆け付けました。患者さんはもともと声が出にくかったのですが、一語一語娘が言葉を聞き取って、みんなに伝えました。別れの言葉が続きました。「死ぬことを前提にした話はやめよう」と親戚の一人が叫びましたが、本人は話を続けました。田畑のことを誰に頼むとかの話がありました。娘からは本人との思い出話がありました。長い時間の、病院では珍しい別れのやり取りでした。

「思い残すことがひとつある」

患者さんのひと言に、みんなが緊張しました。やっとわかった言葉を娘がみんなに伝えました。

「ゴルフでシングルになれなかったこと」

これを聞いて、みんなほっとして笑い顔になりました。脱力の笑いでした。

患者さんはそれから二か月、人工呼吸器を着けずに日々を過ごしました。

◆どうしようもないことはどうしようもない

生まれたら死ぬ単純なことながら

これはぼくの句。いのちには限りがあります。生まれたら、死ぬのです。この現実はしっかりと頭に置いておきたいところです。目の前のいのちに、家族が口にします。

「先生、なんとかなりませんか」

この時です。医療者は万能ではありません。若い時、ぼくはこの場面で医学や自分の非力さに、敗北感を感じていました。

「できることはさせていただきます」

そう答えながら、「救えないいのち」に申し訳なさをいつも思っていました。神経難病の患者さんを多く診てきたからかもしれません。進行性筋ジストロフィーは当時は、診断がついた時から緩和ケアが始まる感じでした。病気の進行をしっかりと見ながら、その場面その場面でできることをしてゆく、そんなことを繰り返してきました。若い患者さんの本人の気持ち、家族の気持ちもたくさん聞いてきました。

「どうしようもないことがある」

その頃から、いのちそのものを救えないならできるだけケアの世界を大切にしたいと思ってきました。そして、神経難病でも自宅で人工呼吸器を使いながら生活できるようにするのが、勤務医時代の最後の仕事でした。

四十五歳で、四万十に移りました。いのちと泥まみれになりながら、緊張のなかで日々を過ごしてきました。四万十に来てから、目から鱗が落ちるような気持ちになりました。

「ひとのいのちも自然のなかのもの」

四万十の四季のなかで過ごしているうちに、こんな気持ちになりました。四万十川の堤防だけに限っても、四季折々の花が咲きます。河川敷の菜の花から始まり、桜、あざみ、コスモスまで、目を楽しませてくれます。勤務医時代には、花といえば無理をしてでも家族と花見に行くぐらいでした。

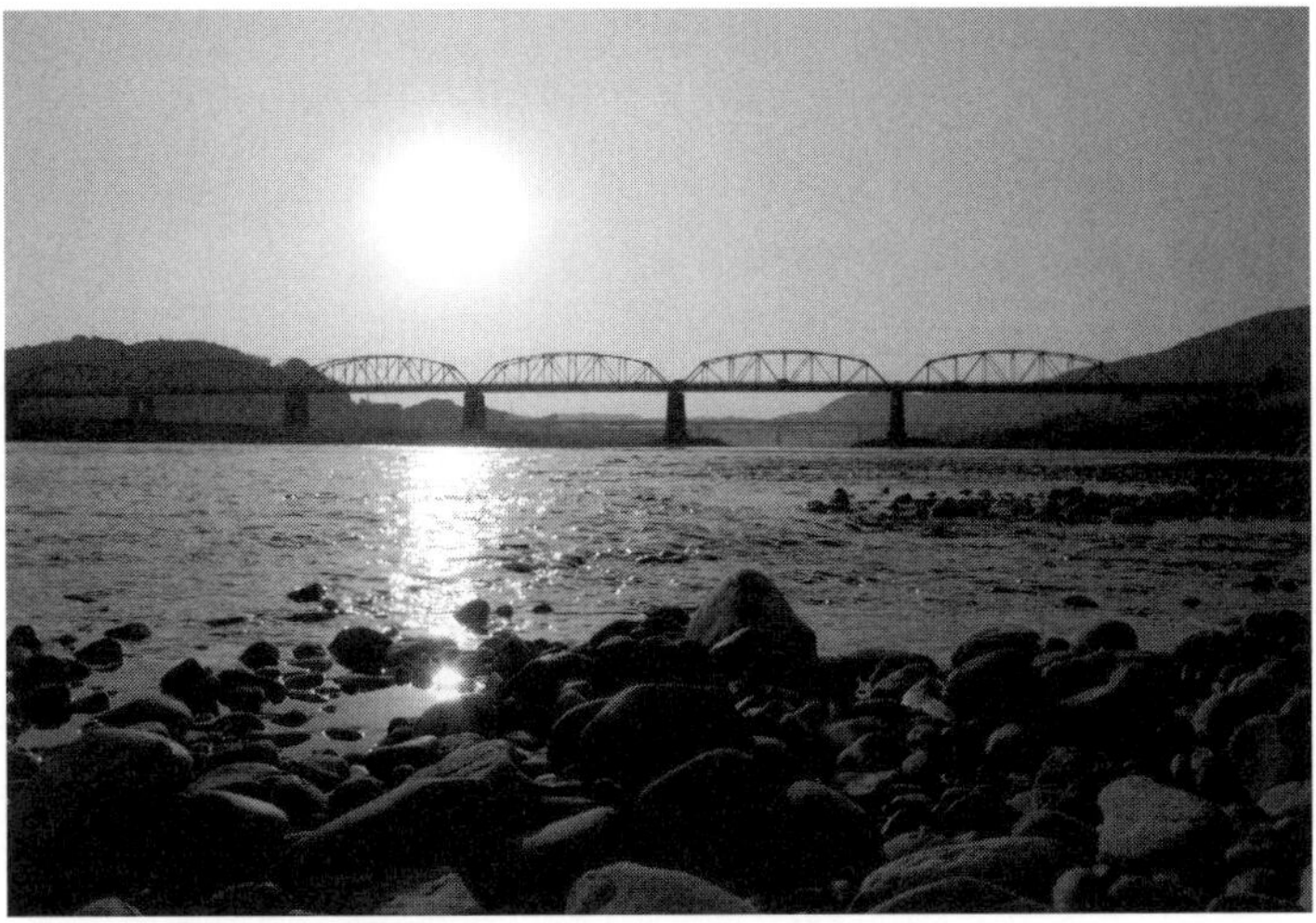

四万十川にかかる赤鉄橋。

訪問診療の途中でした。峠の近くに、黄色い花が道端にいっぱい咲いていました。摘んで帰ると、つわぶきの花と妻に教えられました。紫陽花も、道端にたくさん咲きます。訪問診療に出ると、患者さんの診療場面もですが、その行き帰りの四万十の景色がぼくの気持ちを変える力になりました。

患者さんからも、四万十川の話をよく聞きました。シラス(鰻の稚魚)の獲れ方、川海苔の様子、鮴《ごり》・鮎がどうとか、診察室で話題になります。川が生活と関係しているのは新鮮でした。川は悠々と、百九十六キロを蛇行して太平洋に注ぎます。「日本最後の清流四万十」と言われますが、ぼくは流域の人たちとのかかわりの深さという点がすごいと思います。同じ高知県の中央部を流れる日本最高の清流仁淀川《によどがわ》、仁淀ブルーと称されるのですが、生活とのかかわりという点では全然違います。

四万十に住む人たちの診療を続けているうちに、地元の人たちの自然に対しての気持ちを知りました。川が暴れたらしょうがないと、浸水したことを淡々と語ります。台風で船が一艘流されたと川漁師が落ち着いて語ります。四万十川が増水すると、途中の遊水地は必ず水が出ます。家が浸かった話もよく聞きます。台風が来れば川は増水して暴れる、そうしたら家は浸水する、当然のような口ぶりです。国道を境に川側は土地が肥えているが、三年に一回は田は浸かる、国道の山側は水は出ないが日当たりが悪くいい米がとれない、そんな話を訪問した家で聞かされます。

ひとのいのちもその延長にあるような、死に対してきっぱりした気持ちがあるように思いました。お年寄りは特に、その気持ちを口にするように思いました。いのちには終わりがある、その自然な流れのなかで何ができるかを考えてゆくようになると、ぼくの肩の力が抜けてきました。四万十川は蛇行を繰り返していいます。蛇行をすることで、水が澄むとも聞きます。蛇行する川の流れも、長い歴史のなかでこういう流れになったのだと思うと、自然の大きさを感じます。

いのちは医療者のてのひらにあるのではありません。いのちの自然さにきれいに乗ってゆくことだと思うようになりました。いのちのこれからを決めるのは、医療者の力を上回るものがあると思うのです。神様、仏様と感じるのも一つでしょうし、ぼくは、それは人間も自然のなかの存在だと感じることではないかと思うのです。

「なんとかなることはなんとかなる、どうしようもないことはどうしようもない」

ぼくは、そんなふうに思うようになりました。在宅医療の場面で、疲れてきた家族にこの言葉を口にします。「やれるところまでやってみましょう、いよいよ大変になったらその時は相談しましょう」と、話します。腹がすわったら、なんとかなることもいっぱいあります。覚悟ができたら、なんとかなります。

その上で、どうしようもないことは仕方のないことです。

「どうしようもないことがある」

ひとのいのちに終わりがあることが、その第一でしょう。いつまでも生きてもらいたい気持ちが強すぎると、現実と折り合うことができません。

在宅医療は、自然のなかのいのちを実感させてくれます。

◆不安なこころとの付き合い方

不安はこころにつきものです。医療の場面でも、初めてのことは不安になります。四十年以上現場にいても、「こんなことは初めてだ」と緊張する場面がしばしばあります。ぼくは小さな頃から、気の弱い少年でした。不安の強い性格でした。思春期に大揺れがあり、親に心配をかけました。そこを抜けてから、患者さんの不安なこころに力になれないかと、こころの世界に興味をもちました。

そんなぼくが、三十代半ばで患者になってしまいました。

忙しい毎日のなかで、教え子の若い看護師の相談に乗っていました。というのも、ぼくは病院付属の看護学校で教えていて、学生の相談をよく受けていました。その延長の恋愛の相談事でした。相談に乗った翌日、外来診療を始めてすぐに、病棟の患者さんが吐血をしました。病棟に急いで向かい処置をして、走って内科外来に戻りました。

「さあ」と、診察を再開しようとしたら、動悸が止まりません。冷や汗が出てきました。一人だけ診察して、控室で横になりました。ほどなく、子どもを抱いた妻が迎えに来てくれました。当時はパニック発作という言い方はなく、不安発作と診断されて、薬を飲むことになりました。

翌日からは出勤はしました。しかし、他の仕事は何でもないのですが、外来だけは落ち着きません。診察室に座ると、気分が悪くなります。半年はかからなかったでしょうか、体調が充分でなく、大好きな外来診療がしにくい時期がありました。車の運転も不安で、歩道に近い車線しか走れないという経験もしました。

自分が経験していますので、パニック発作、パニック障害の患者さんの話は身近に感じます。不安の対処の仕方もよく話します。調子の悪い時には次のような話をします。

「先のことは想像しない。今までのことを振り返らない」「布団のなかでは考えない」「単純にからだを動かそう」「誰かに自分の気持ちを話そう」「気になってしょうがないことを一旦棚上げにしよう」「新しいことはしない、引き受けない」

不安のなかで厄介なのは、死ぬことの不安です。「死んだらどうしよう」と思って乱れている人がいます。心臓がドキドキしたら、心臓が悪くて死ぬのではないか、頭が痛いと、脳腫瘍ではないかとか、最悪のいのちにかかわる病気を考えます。これは言葉での説得は何の役にも立ちません。適度な検査をしつつ、いのちの保証をしながら、目の前のことで毎日が回ってゆくような方向へと話をします。

「予期不安」という、「ああなったらどうしよう、こうなったらどうしよう」とぐるぐると不安の回路を回し続けている人もいます。視線を下げること、今のことへの集中をお勧めします。「私は恵まれていて、何の心配もないのにどうしたのでしょう」と、口にすることがあります。目の前にこなすことが適度にあるほうがいいかもしれません。

不安が強くなると、ソワソワしたり呼吸が速くなります。呼吸をゆっくりとして、「大丈夫、大丈夫」と、おまじないのように口に出して繰り返します。呼吸を整えると、落ち着いてきます。「吸うて吐いて、吸うて吐いて」と、声に出すのもいいでしょう。気分が悪くなると、その場を離れて水を飲むか、トイレに入って一呼吸置くのもお勧めです。その場で辛抱していると、パニックが襲ってきます。

眠られない時、朝早く目が覚めた時、布団のなかで考えることは暗くて、不安を大きくすることばかりです。ぼくは患者さんに、そんな時はラジオを聞くか、音楽を聴くか、何か音を聞いたらいいとお勧めします。眠りが来なければ、からだを横にしているだけで、熟睡した時の八割は疲れがとれるから大丈夫と言います。

気になってしようがないことが大きくなったり、なんとなく不安な気持ちが強くなってきたら、一番好きなことをすることをお勧めします。ぼくの思春期のピンチの時に、母は「川柳を書きなさい」と、勧めてくれました。ぼくは川柳と手紙を書き続けました。当時の川柳は鋭い表現で、こころをさらけ出しています。

不安の強い人の話を聞くと、不安が感染します。何となく、引きずり込まれることがあります。医療関係者で不安の強い人は、それをわかっていて意外と不安を聞くことを嫌がる場面があります。誰かに話をすると、不安は薄まります。「うんうん」と、聴いてくれる人をひとり持つのも大切です。ぼくも医療の現場で、初めての不安なことがあると、徳島大学医学部第一内科に同期で入局した親友に相談します。「その対応でいいんじゃないか」と、言われるとほっとします。

不安が長期間続くと、こころが落ち込んで抑うつの状態になります。気持ちが落ち込むのが続くようなら、受診をお勧めします。

介護の不安もよく聞きます。「これからどうなるか。その時にどうしたらいいか」を考えると、不安になります。「いつでも電話をください」と、ぼくは言います。不安は伝えると楽になります。「看護師のかわりはしなくていいです。

家族として見守ることに徹してください」と、ぼくは言います。不安の強い家族には、電話をこちらからかけたり、足を運びます。不安は変にいじると、面倒になります。

在宅医療の患者さんの不安は、徹底的に聞きます。こころが辛くないように、こころも痛まないように、ぼくの精一杯の対応を繰り返します。生きていること、それこそが不安なことだと思います。

◆老いと向き合う

老いるのは切ない川は蛇行する

この句は四万十に移った直後の、ぼくの川柳。当時四十代で、ぼく自身の気持ちではなく、お年寄りの患者さんとのやり取りのなかから感じた一句です。高知県の川柳の仲間では、ぼくの代表句とも言われる句です。

ゆったりとした四万十川の蛇行と、自分のからだで感じる老いの実感とが重なるような気持ちで一句にしたものです。「老いは切ない」のです。たくさんのお年寄りから、毎日たくさん聞きます。

ひたひたと老いは膝にもこころにも

これも、ぼくの一句。からだのあちこちに痛みを感じるようになります。からだを動かす時に、「どっこいしょ」と、思わず声が出ます。朝起きた時に、関節を曲げ筋肉を伸ばさないと、トイレに歩きにくいと聞きます。診察を終えた患者さんが、杖を探します。手押し車で診察室に入ってくるお年寄りもいます。

二十年を超えて通院する患者さんを診ていると、患者さんの老いに気がつきます。先日のことでした。診療所のそばの道路を赤い自転車に乗って、腰を曲げたお年寄りが颯爽と走ってゆきました。その先の国道に出るのには、坂道がありますす。どうするのかなと見ていたら、坂道に差し掛かるとさっと自転車から降りて、自転車を杖がわりに押して坂を上がってゆきました。国道に出ると、また自転車に乗りなおしました。見ていたぼくはほっとしました。

ぼくは昭和二十六年生まれ、小さな頃は団塊の世代に遊んでもらいました。四つ年上の兄がいますので、とくに団塊の世代の人たちに引き連れられて、いつも一緒でした。いい年齢になりました。六十五歳の時の肺炎球菌ワクチン接種の通知が来た時には、いよいよかと高齢者との自覚を促された気持ちでした。「老いにあらがうか、一切成り行きと流れてゆくか」、ここが問題です。ぼくはどちらにと決めつけないのが一番ではないかと思っています。ぼくは現役のかかりつけ医を続けています。後継者を迎えて院長になってもらいましたが、白衣を着ると気持ちはバリバリの内科医だと思っています。まだまだ必要とされることに、喜びを感じます。

必要とされること、これは大切かもしれません。「疲れます」と言いながら、孫を預かるおばあちゃんは生き生きとしています。喫茶店をしている人も言います。「商売にはなりませんが、人が来てくれて話ができるのが楽しくて」と、笑います。

散歩を毎日している人がいます。畑に半日は出ている人がいます。「もう今年が最後」と宣言しながら、お年寄りふたりで米作りを続けている人もいます。楽しくからだを動かしている人はいいですよね。野菜作りをしている人から、曲がった大根やキュウリをいただくことがあります。「介護の合間に畑で作ったものです」と聞くと、野菜の入った袋を押し頂く気持ちになります。

急な無理はしないことも大切です。いつもはからだを動かしていない人が、急に脚立に上がって庭の木の枝を切ろうとして落ちるのも困ります。バランスは思った以上に難しいところです。からだの痛みを訴える人に、「何か変わったことはしませんでしたか」と聞きます。「別に心当たりはありません」と、答えます。いろいろ話をしていると、「部屋の片付けをしました。けれどあれぐらいのことで」と、意外な顔をします。日頃していないことで、二、三日して症状が出てくることがあります。

毎日の繰り返す運動がお勧めです。高知県の百歳体操というのはなかなかきついです。ラジオ体操も子どもの頃は何も思わずしていましたが、最近はよく考えられているなあと感心します。

こころも老いてきます。老いたこころは思春期と同じになってきます。ひと言で嬉しくなり、ひと言で傷つきます。動作は鈍くなりますが、こころは敏感になります。ここのところを自分に言い聞かせていないと、「どうせ私なんかのことはなんにも思っていないのね」と、若い人に言っちゃいけない言葉が出ます。

若い人からの老いのこころへの気づきの少なさの問題もあります。思春期と一緒で、「本心を言わない」のが老いのこころです。そこのところをわかりあえるかどうか。お年寄りは「頼る、頼む」の気持ちを持つこと、若い人は思春期のこころと重ねての想像力が必要でしょう。

父が大腿骨の骨折をしたことがありました。「手術は医者がするから、帰って来てもすることがないし忙しいだろうから帰らなくていい」と、言われました。前に書いた、癌の末期の先輩にぽろっとこのことを病室で口にしました。

「私は大丈夫だから、帰ってあげて。子どもが医者になっているのに」

そう背中を押されました。帰った時、父の手術は終わっていました。

「帰ってくれとは言えないけれど、帰ってくれたら嬉しいなあ」

その父の言葉に、感じるところがありました。気になると、患者さんの家に電話をかけたり、顔をのぞきに行くのは、この体験も生きています。

老いるのは切ない、それを素直に認めませんか。そして、ひとりでは生きてゆけないから誰かを頼りながら、からだを毎日動かしませんか。

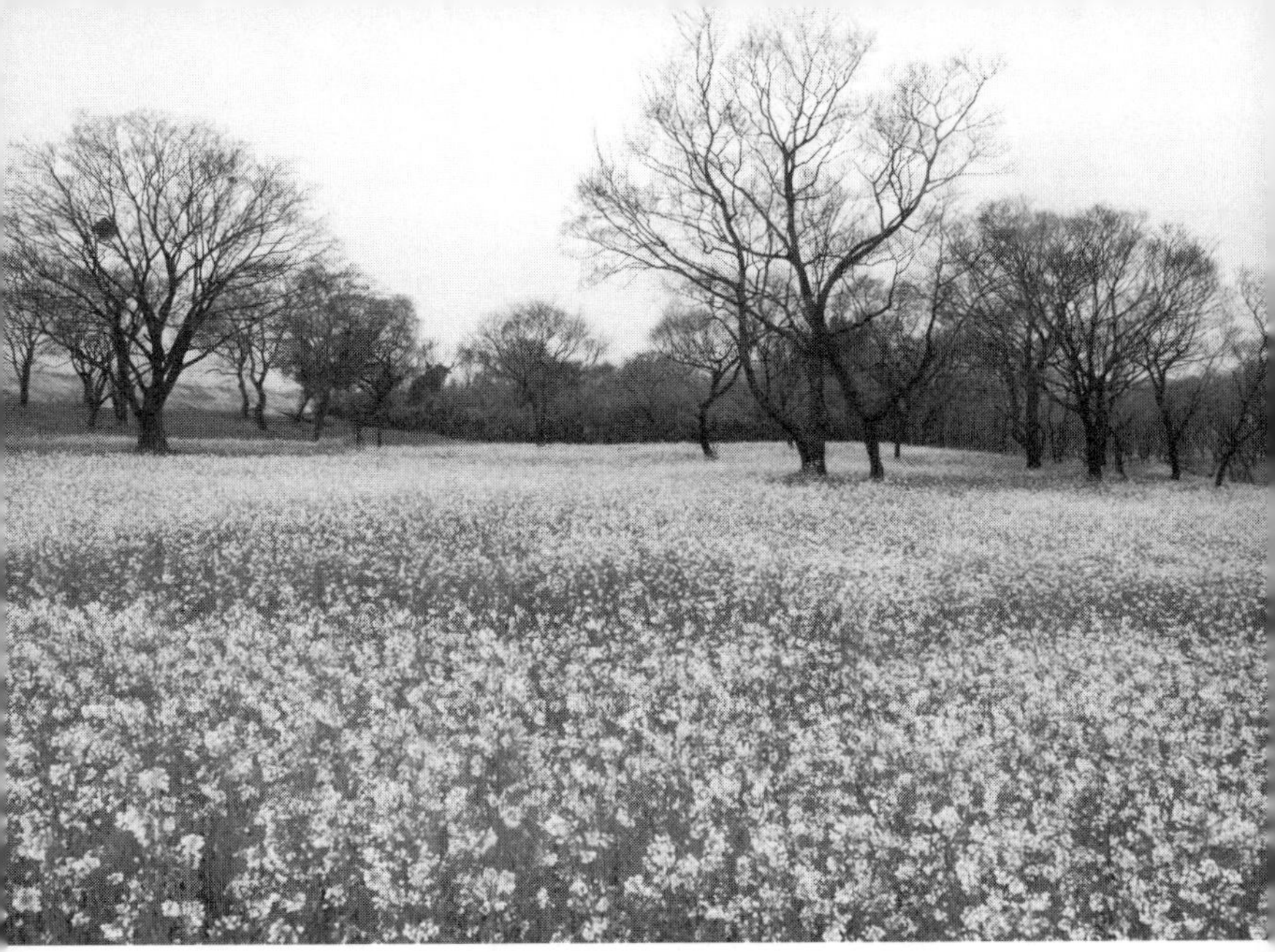

第五章　看取りと仕舞い

◆看取りは自分の仕舞いの予行演習

ひとのこころの動きに、ぼくは興味があります。「こんな時に、どう対処するか」「こんな場面でどう振る舞うか」、そんなことを患者さんやその家族を通じてたくさん見てきました。臨床の場は、いつも患者さんにとっても医療者にとっても、予定とは違うことが起こります。その時に、どうするか。平和な時はみんなでわいわい騒いでいたらいいのですが、「ここっという時」が必ずあります。

臨床の世界ではしばしばいのちのかかった時に、それが起こります。そのほかにも認知症が進んできた時、本人はなにも困っていないのですが、介護する家族の困惑した時の対応にきれいごとではない人間のかかわりを見ます。

癌の告知自体は、今は即「死」につながることではなくなりました。問題は、手術もした、化学療法もした、だけど癌はよくならない。治療の方法が行き詰まった時にどうするか、ここも試されます。

神も仏もみんな集まれ在宅死

在宅で最期を迎えることができる人は、それだけで最高のぜいたくです。家族をはじめ、いろいろな人の力を借りて、神様、仏様まで味方につけて、自分の仕舞いを自分で決めるのは素敵です。在宅を続ける時の問題は、まずは介護力です。自分が望んでも、介護する家族がいない、家族が介護しようと思っても、それを支えてくれる人に出会えないなど、在宅死のできる人はやっぱり限られます。現状では、本人の強い覚悟と家族のその気持ちを実現させてあげたい想いが、原動力になります。

医療関係者が家族にいることも、一つの利点にはなります。その一方で、看護や介護が素人ながら技術も境地も深まってゆくのを見るのは、「人間はここまでできる」と、こころが動きます。

在宅死を支えた孫と、臨終を告げた後に握手をしたことがあります。

小学校の臨時教師の二十代の孫が、祖父の介護をしていました。祖父は肺癌で大変な状態でした。患者さんの妻と孫と二人での介護でした。孫はこの時に、教職の仕事がちょうど空いていて、自宅で過ごしていました。

若いのにその介護は手際が良く、祖父を大切にする気持ちが見ていても伝わってきました。適度に明るく、言葉も出ていました。

「学校の先生をやめて、介護の現場はどう。あなたは本当にセンスがいいから」

笑いながら、ぼくは孫にそう言っていました。

臨終の場面は覚えています。患者さんの妻がインフルエンザになり、しばらくは孫一人の介護が続きました。妻がやっと介護に復帰したのを待つように、患者さんは亡くなりました。

「ようみてあげたね。素晴らしかった」

ぼくは孫に握手を求めました。祖父と元気な時にどんな関係だったかを聞こうと思って、そのままでした。

いろいろな看取りを経験してきました。身近では、妻の両親を自宅で看取りました。看取りを経験しながら、自分の仕舞い方を探っているような気になります。どんな病気になるかも選べませんし、想定できないのが臨床だと身に染みて感じています。

こころの重たい人と、自死の話をよくしてきました。「死ぬほど辛いのはよくわかるけれど、死なないでくださいよ」と、数えきれない患者さんに言ってきましたから、自死はまずしないでしょう。

神経難病の人の生き方、最期の場面をたくさん経験してきました。「人工呼吸器はどうしますか」と、呼吸の苦しくなった人と話をしました。きっぱり拒否する人には、その気持ちを尊重してきました。

迷う人には、人工呼吸器を勧めてきました。ぼくが神経難病になったら、人工呼吸器は着けて生きる覚悟でいます。たくさんの人に勧めてきて、そばでその大変ないのちとのやりとりを見てきて、ぼくは覚悟は決めています。

癌の患者さんにまだ告知ができていない時代は、看取りまでの時間はなかなか辛いものがありました。治療ができない時には、緩和ケアをお願いしようと思っています。

死ぬときは優しい医者にあいたいね

ぼくが勤務医の頃に、緩和ケアの研究会で、「小笠原先生の最期は誰がみるか」が話題になりました。きっと誰がやっても難しいとの話になりました。ぼくはひたすら優しい医者に主治医になってほしいと思っています。腕はどうでもいい、少々の間違いはいい、冷たくないが冷静で、にこにこしながら言葉の豊かな医者がいいと思っています。優しい医者は、痛まないようにきっとしてくれます。

自分の意志で「仕舞い方」が決められるといいのですが、そうでない場合も家族はぼくの気持ちはわかってくれていると思います。自分のしてきたように自分にもしてもらう、そんな気持ちでいます。

ということは、今のぼくは自分のしてもらいたい「仕舞い方」を頭において、自分の気持ちを押し付けることのない看取りを重ねているとも言えます。

◆「大丈夫」は大切な言葉

まだ、三十代だったと思います。勤務する病院の泌尿器科部長が夜に救急車で運ばれて、救急室から呼び出しがありました。駆け付けたぼくは、食物によるアナフィラキシーショックだと考えて、集まっていた泌尿器科の先生たちと処置をしました。部長は冷や汗をべったりとかいていました。

「先生、大丈夫です。楽になりますから」

そう処置の手を止めて説明するぼくに、部長の答えが次のひと言でした。

「小笠原は死んでゆく患者に、そうやって大丈夫と言っているんだなあ」

ぼくを可愛がってくれる先生でしたが、こんな緊迫した状態で冗談が出るなら大丈夫だと思ったことでした。田舎医者になってから、いろいろな場面で「大丈夫」という言葉を使う時に、思い出すエピソードです。

若い頃から、ぼくは大胆に「大丈夫」という言葉を使っていたのだと、改めて思いました。医学的には決して「絶対」はありませんから、理屈っぽい確率の話になりますが、それでは患者さんのこころは救われません。安心できません。

お年寄りは、「大丈夫」の言葉を待っています。外来の診察でも、「血圧も上等です。大丈夫です」で、話を終わります。まだ安心できない顔には、「大丈夫です。これでは死にません」と、言葉を加えます。

前に書いた百歳トリオも、「大丈夫です」の言葉に表情が緩みます。診察の最後はいつもこの言葉です。在宅医療は科学ではなく、文学に近い世界だといつも思っています。安心していただくことが、何よりも優先することだと思います。ぼくは、在宅では突然熱が出た時とかに、必要最小限の検査しかしません。最期が近づいてきた時は、採血などはせずに科学からますます離れてゆきます。

安心のこころになっていただくのは、「大丈夫」という言葉です。おまじないのような、魔法の言葉です。きっぱりと、そして一語一語を区切ってゆっくりと患者さんに伝えます。気持ちを込めてです。

最期が近づいてくる場面でも、ぼくは本人にも家族にも、「大丈夫です」と言います。病院勤務医時代に、見通しを聞かれることが本当に嫌でした。「いのちはいのちですから、ぼくにもこれからはわかりません」と、いつも答えていました。いつもは顔を見せない家族が、「今晩がやまですか」とか聞きます。「私は占い師ではありません」との言葉を飲み込んで「さあ、どうでしょう」と、見通しを口にしない医者でした。看取りとは死の瞬間に立ち会うことではない、それまでの過程であることと、そんなことを考えるのは患者さんに申し訳ないし、いのちへの尊厳と相いれない気持ちもあったと思います。

田舎医者になり、本格的に在宅医療を始めてから、その点は気が楽になりました。在宅の医療を家族と一緒にしていると、見通しを聞かれることはまずありません。「いのちを使い切った時が最期です」が、ぼくの得意の言葉になりました。

総合病院で検査をしても異常がないけれど、症状の続く患者さんが診療所に来ます。検査は十分されていますので、からだのことは大丈夫だとしての話をします。「この頃、疲れていませんか」「きっかけになる何かがありませんでしたか」「ストレスはありませんか」「こころは大丈夫ですか」「いらいらしませんか」「こころは落ち込んでいませんか」と、少しずつ核心に触れてゆきます。すぐ話に乗ってくる人と、「そんなふうには見られたくない」と、素直に認めない人にわかれます。素直でない人が症状が長くなりがちです。この時にも、「自分のこころがわかっていたら大丈夫ですよ」と、「大丈夫」を使います。そして、こころのつっかい棒として少量の内服薬を処方します。階段を一段ずつあがるようにと、自然な流れを大事にします。ついついがんばりたくなる人には、「もうちょっとゆっくりやりましょう」を、繰り返します。

在宅医療の現場に話を戻します。在宅医療では、検査よりも言葉が大切になります。それも患者さんや介護する人が安心できる言葉が必要です。

「大丈夫」

この言葉の響きがぼくは大好きです。「生きているうちは大丈夫」、そんなふうに思うことがあります。

「いつ何がおこるかわからない状態です」「今日明日がやまです」

医療者のこの言葉は、在宅医療の現場には似合いません。介護する人に無用な緊張を強いる「死が近い」という言葉は必要ではありません。医療の変な力を加えないと、自然な流れができます。家族にもその雰囲気がきちんと伝わっています。

在宅医療は、医療者が主役ではありません。患者さんのいのちへの応援団だと思っています。長く生きていただくことが、最大の目標でもありません。自然な流れになるのが一番ではないかと思っています。

「大丈夫ですよ」

意識のない患者さんにも、声をかけます。認知症の会話の成り立ちにくい患者さんにもそう言います。いい響きだと思いませんか。

「大丈夫、大丈夫」

◆終末期の薬との付き合い―在宅医療において―

痛まないように、眠られるように、これだけは薬を十分使います。それでも満足のゆく結果にはならないことがありますが、自然の流れを保つためにはこれは必要です。

薬と言えば、何よりの薬は口から食べることです。病院入院中にはあまり食べられなかった人が、家に帰ると好きなものを作ってもらって食べだしたと言う話はよく聞きます。

「かっちゃんが作る寿司はうまい」

肺癌で逃げるように退院を決めて、その足で診療所に寄った患者さんがいました。長く診療所に通う、もともと頑固な患者さんでした。八十歳は超えていました。

「入院していたら、眠られないし、食べられない。こんなことが続いたら、早く死んでしまいそうだから退院した」

ぼくには機嫌よく話していましたが、肺癌は進行していてゆったりした状態ではありませんでした。それが、帰ると食べだしました。それも、嫁の作る寿司が好物で、それなら食べられると言うのです。食べている患者さんは、強いです。

訪問すると、テレビで相撲を見ていました。姿勢もいい。傍らには、お菓子が置いてありました。これなら大丈夫だと思ったことでした。

「薬だと思って飲んで。食べて」と、よく言いますが、その通りです。水分と、栄養補助食品を摂っていたら、人間は死にません。口から食べるのが、やっぱり一番です。

「口を捨てない人は強い」

そうよく聞きますが、その通りです。あの手この手、時間に縛られないで食べていただくこと、なんでもいいです。むせたら、とろみをつけるとか頭の角度を変えてみたりします。

いつ訪問しても、のどをごろごろいわせている、神経難病の九十歳を超えた人がいます。息子夫婦が介護をしています。ぼくと視線の合うことも少ない状態です。その患者さんに、朝夕、家族が食事を食べさせています。むせながらだと聞くのですが、たまにしか熱は出ません。昼はデイケアの介護職員が食べさせてくれ、いつも完食とのこと。

「無理やり食べさせているようで、辛いところもあるのですが」

息子がぼくに言います。

「いえいえ、口から食べているから、このようにやってゆけるのではないですか。お母さんは恵まれていますよ」

ぼくはこの年齢まで家で生活しているそのこと自体がすごいし、家族の食べてもらおうという気持ちがあるからこそといつも思っています。

終末期には、薬は必要なものだけに限りたいと思います。六十度のお湯に溶かしてから冷まして、それをゼリーに混ぜて飲んでもらいます。痛み止めは、飲めなくなると座薬という手がありますし、貼付剤（貼り薬）というのもあります。

癌の痛みに対しての薬は、痛みがとれるまでしだいに増やしてゆきますし、種類を変えてゆきます。以前のような、麻薬を使ったらいのちを縮めるという時代ではなくなりました。ただ、痛みも前に触れたように、薬だけの力で抑え込むだけではなく、家族のなかでの安心感、住み慣れた家での普通の気持ちが、痛みを和らげることがあります。これが、何度も述べてきた「家にはモルヒネが流れている」です。

認知症の薬をいつまで飲むかは、悩ましいところです。寝たきりになり、食べるのがやっとになると、薬をどうするかを考えたい時期です。ただ、認知症の薬で元気を保っていることもあるので、慎重にしたいところです。飲み込みがよくなるようになる薬もあるので、それもある時に全部やめてしまうのも考え物です。

誤嚥による発熱には、抗生剤の注射をします。以前は抗生剤を入れて点滴をしていましたが、静脈注射でも効果は変わらないと聞いて、今では一日一回の注射をします。口から飲めたら、抗生剤の飲み薬も使います。感染症は抗生剤が効いたら切り抜けられるので、諦めません。五日間治療して効果がなかったら、ここで立ち止まることにしています。

施設でも在宅でも、食事が摂れていたらそのまま抗生剤を使います。入院はすぐには決めません。抗生剤が効いたら、危機を案外さっと乗り切ることはよく経験します。あかちゃんではないですが、機嫌がいいかどうかが、検査がしにくい在宅医療の大きな目安になります。熱が出ていても、機嫌がよかったらそのままがんばります。

認知症に限らず、一回入院すると一段階調子が落ちて帰ってきます。治療が同じ環境でできるなら、入院を急ぎません。介護施設の介護職員は、医療的な処置が多くなることに不安を抱くことがあります。けれども、それは経験を積み重ねたら慣れてきます。その延長に、施設での看取りもできるようになります。

なじみの関係は、大切な薬です。できたら、なじみのなかで、医療的な行為もできたらいいと思います。ぼくは出前持ちのように、抗生剤の注射に通う場面があります。在宅では、訪問看護師に指示をすることもあります。

解熱剤は、躊躇なく使ったらいいと思います。「解熱剤は三十八度からですか」と聞かれますが、「元気がなかったら三十七度でもどうぞ」と、言います。患者さんの楽なように連絡を取りながら薬に対しても、柔軟に対応したいといつも思っています。

患者さんが少しでも楽なように、うまく使えば薬は大きな力になってくれる存在です。

◆在宅医療での医者との接し方

患者さんのケア会議に時々参加します。いつだったか、後輩の内科医がたくさんの資料を抱えて、ぼくの診療所を訪ねてきたことがありました。神経難病の患者さんが在宅医療を続けているのですが、訪問看護、介護の人たちの負担が大きく、関係するみんなが集まって、会議をする予定とのことでした。その席に、脳神経内科医として出席してほしいとの話でした。

その会議は病院の会議室で行われました。総数三十人を超す人が集まりました。患者さん、その夫、主治医、ケアマネージャー、三か所の訪問看護ステーションの看護師、訪問リハビリテーションの理学療法士、訪問介護士、栄養士など、多職種の人たちでした。一時間を超える話し合いで、それぞれの気持ちを話しましたが、もう一つかみ合いません。

それぞれの人にそれぞれの見方、感じ方があって、患者さんに対する接し方、感じ方もそれぞれなのです。みんなが一つになってというのは、難しいことだとつくづくと思いました。

「みんなが集まって話をしたこと、これでいいんじゃないかなあ」

結論めいた話にはならなかったのですが、ぼくは後輩の医者にそう言いました。在宅医療はこんなもの、患者さんの想い、ケアマネージャーの立つ位置、医者の考える方向性、看護の受け止め方、みんなちょっとずつ違います。

在宅医療は、ここが面白いところです。ということは、こんなことは医者に言うよりケアマネージャーに言ったほうがいい、看護師に力になってもらったほうがいい、そんなことがあります。病院の医療のなかでは、医者が威張っていますが、在宅医療は介護の要素が大きいので、意外と医者はお客様になっている場面があります。

在宅医療を行う医者もいろいろなタイプがありますが、やっぱり人間対人間ですから、素直に言葉を口にすることが一番だと思います。病院では、患者さんが辛抱している場面をよく見ます。自分の家にいるのですから、遠慮することはないと思います。素直なやりとりが、双方が疲れなくていいです。

病気以外の話をたくさんしたらいいと思います。いつもからだの話ばかりだと、行き詰まります。世間話や昔話や、普通の会話がたくさんあったほうがいいと思います。それも家族を交えてがいいですね。自分がしんどい時は、家族と医者が話をしていて、自分が聞き役になるのもいいのではないでしょうか。

ぼくはこの雑談が大好きです。病室でも話し込んでいましたが、患者さんの家で聞く話は患者さんの本音に近くて、楽しいです。ぼくの雑談のネタは新聞と週刊誌です。新聞は全国紙一つ地方紙一つ、週刊誌は週末に二冊読みます。これでだいたい世の中のことにはついてゆけます。スポーツも芸術も、囲碁将棋も、患者さんの趣味に合わせての話はまあまあできます。

患者さんは医者に自分を語り、自分の世界に引きずり込んだらいいと思います。医者と折り合おうとしないことも大切だと思います。自分や家族の意思で在宅医療をしているわけですから、自分たちが主役です。自分や家族の気持ちを尊重してもらうことが当然です。在宅医療では、「こうしてほしい、これは嫌だ」があっていいと思います。

治療のことでも、「何をして何をしないか」は、患者さんが決めたらいいと思います。たとえば、「点滴をしてほしい」「点滴はいらない」とかです。本人が決められないなら、家族がきちっと話したらいいと思います。痛みはもちろん辛抱しないで、とってもらうようにしたらいいです。

それと、在宅医療を続けていて、患者さん自身が入院を希望する気持ちになった時、介護する家族が疲れてしまった時には、在宅はここまでにして入院への切り替えも、率直に話したらいいと思います。そんな例は、ぼくはたくさん経験してきましたし、その逆に最期は病院で、在宅はできるところまでということで始めたのが、介護する家族の気持ちが変わって在宅で最期までになった人もいます。

病院のように受け身の会話にならないで、やりとりを楽しむくらいの関係になればいいと思います。病気は病気として、人間対人間の関係がうまくできるといいなと思います。大いに無理を言ってもいいと思います。ぼくが答えることができず、「少し考える時間をください」と、答えを持ち帰ったこともあります。

いろんな工夫を一緒に考えながら、少しでも患者さんが楽にという関係ができた時が、一番です。患者さん自身から提案するのもいいと思います。何度も述べますが、遠慮はいりません。医者は在宅医療の現場では、ケアマネージャーや訪問看護師との関係で、ぎくしゃくしていることがあります。そのことが、表面化することがあります。

こんな時に、意外と患者さんや介護する家族のほうが医者を慰めてあげてもいいかもしれません。病院よりも、在宅医療の世界のほうが医者は孤独です。「お疲れですね。お大事に」と、百五歳の患者さんに声をかけてもらうと涙がでそうになります。

「病院とは違うのだ」、これを大切に在宅医療を受けてください。患者さんにとっては生活の場に、医者が訪問してくるのです。主役は患者さん、準主役は介護する家族です。

自分らしく素直に、医者にも接してゆきましょう。医者も人間です。

◆在宅医療のすすめ

病気を治す、高度な医療を求めるなら、もちろん病院が適当な場所だと思います。それでもどんな先端医療を受けていても、患者さんは優しさを医療者に求めています。丁寧な説明、こころに響くひと言、それを待っているのは確かです。

一方で、医療はそれほど大きな役割を担わない場面があります。老衰としか言いようのない超高齢者、認知症で生活がやっとの人、癌でこれ以上の治療は難しい人、神経難病の人、ケアが主になるそんな場面で、生活の場での在宅医療はできないかと思います。

別の項でも述べますが、ぼくの高松赤十字病院での二十年の最後の仕事が、神経難病の在宅人工呼吸器療法でした。進行性筋ジストロフィーのデュシェンヌ型の青年三人に、自宅で人工呼吸器を使いつつ、毎日を過ごしてもらいました。

病院の人工呼吸器も筋萎縮性側索硬化症や同じ筋ジストロフィーの患者さんに使っていましたが、在宅はまた別の意味合いがあるように思いました。在宅の患者さんや家族の一番の心配は、「何かあったときにどうすればいいか」に尽きると思います。当時はポケットベルの時代でしたが、「いつでも連絡を」と念を押していました。

信頼関係があればこそでしょうが、夜中のとんでもない電話はありませんでした。四万十に来てからも、「電話番号を教えて大丈夫ですか」と、他の医療者に心配されました。在宅医療の患者さんはもちろんですが、外来通院をしている不安の強い患者さんにもケータイの番号を教えます。今まで、夜中の電話で困ったことはそんなにはありません。

電話といえば、午前六時きっかりに枕元のケータイが鳴ると、患者さんの亡くなった知らせです。明け方に呼吸がおかしくなっても、ぼくを疲れさせないようにとの家族の配慮でしょう。六時まで連絡を待ってくれたことが、一度や二度ではありません。

病院勤務医時代から、病院と自宅とでの患者さんの表情の違いに、気がついていました。癌の患者さんの二泊三日の外泊も、家では食べられていい表情でした。四万十では、診療所に入院設備がありませんので、「通院ができなくなると、ぼくが出向きます」が普通の気持ちになりました。

介護力の問題があります。「介護してくれる人がいない」「子どもたちに迷惑をかけたくない」、そんな話を聞きます。患者さん自身にその気があれば、訪問介護、訪問看護、訪問診療などをうまく組み合わすケアマネージャーがいれば一人暮らしでもなんとかなります。在宅で過ごすのは患者さんの覚悟、家族の覚悟が一番だとぼくは思います。

自然な流れが一番です。癌の治療がこれ以上は無理だという時、家を選択したらいいと思います。「いざという時はどうするか」、しっかりした訪問看護師がいれば、医者がどうこうでなく、最後まで家で過ごせます。

なじみの人たちとなじみの場所で、なじみの医者が看取りをする、ぼくはそれが理想に近い最期だと思います。妻の父は四万十市下田でかかりつけ医をしていました。そこから一旦高知の病院に出て、現在の四万十川のほとりの診療所を開設して五十年になります。その元の下田の診療所のすぐ近くの患者さんが、胆管癌になりました。市立病院から退院して、ぼくが訪問をすることになりました。

家族はみんな、ぼくの妻の父に長く診察を受けて、そしてぼくが引き継ぎました。患者さんは訪問のたびに黄疸《おうだん》が強くなってきました。ベッドを囲んで、家族と妻の父の話になりました。地域全部を抱えていたような医者の姿を聞きました。なじみの関係は、肩の力が抜けて変な緊張感がありません。これが在宅医療の大きな魅力です。みんなでそれぞれが力になりながら、いのちを見つめている時の雰囲気がぼくは大好きです。

四万十川に沿ったお年寄りの家は、頭をあげると川が見えるようにベッドが配置されています。堤防を歩く人を見ると、ほっとするという人もいました。川の風景は、何よりの癒しなのでしょう。一日に一度は川を見ないと気が済まないというお年寄りもいます。自然の風景のなかのいのち、いのちも自然のなかのものと思えるようになってきました。

ぼくの母は生前に友人にこう言っていたそうです。

「家でぎりぎりまでいて、二週間の入院で逝けたら一番いい」

これを聞いたのは、葬儀のあとでした。母はなかなかどうするかを決めませんでした。ぼくが食事のとれなくなった母に、どうするかを聞いてもはっきりしませんでした。やっと入院を決めたら、胸水がたくさん溜まっていて、癌細胞がそのなかにありました。母は淡々と入院の日々を過ごして、ちょうど二週間で亡くなりました。

入院してからの二週間は、付け足しのような時間でした。家では座るのが辛くなるまで、仏壇に祭ったご飯をお茶漬けにして食べていた姿が印象に残っています。母もまた家族に囲まれて、なじみの人と話をして、ちょっとずつ衰えてゆきました。最期の瞬間だけが看取りではないと述べましたが、在宅医療も最後の最後は病院ででもいいと思います。

施設での看取りもなじみの職員のなかで、在宅と同じような柔らかさを感じます。生活の場所での最期の雰囲気を十分感じます。

老いたり病んでも、家にいたければ家で生活してゆくことを選んだらいいと思います。家族や家族にかかわる人たちに、きちんと自分の想いを伝えることは大切でしょう。

在宅医療の現場は決して暗くはない、自然な物語があります。

◆在宅死は最高のぜいたく

「畳の上で死にたい」、そんな言葉をよく聞いてきました。そう思っても、家族に遠慮して不本意ながら病院で最期を迎える人が多いのが現状です。

死のその瞬間を家族で支えないといけないと思うと、腰が引けます。看取りは想像している段階では、不安そのものになります。「みんなで最期までやりましょう」と、決めて毎日が動き出すと、だんだんとみんなの緊張感がとれてきます。無理に家にいるのだという感じがなくなり、患者さんではなく生活している人という雰囲気が出てきます。

みなさんが想像しているよりは、在宅死は穏やかに訪れます。病院の最期のような、ベッドを囲んで大泣きの修羅場はありません。「これでよかったのだ」「本人の気持ちのままに逝けてよかった」、そんな穏やかな気持ちが残ります。

患者さんが望めば、最期までかどうかは別にして、その方向でやり始めてみたらいいと思います。そのうちに感じ方が変わってきます。ひとりでいのちを背負う気持ちになると、それは負担で押しつぶされます。「何かあったら私の責任」、そんな考えも在宅医療には必要ありません。

ぼくはもっと軽い気持ちで、在宅死に挑戦してみてもいいのではと思います。昔とは時代が違います。医者だけでなく、訪問看護師、ケアマネージャー、訪問介護、訪問リハビリテーション、いろいろな職種の人がかかわりながらの毎日になります。それに、前にも述べましたが、「家にはモルヒネが流れている」のです。痛みは、病院ほどではなくなるのをいくらでも見てきました。

無理になったら、入院すればいいのです。患者さんが穏やかに衰えていって、いのちのすべてを使い果たして家で最期を迎える、この自然さがぼくの目標です。在宅死は自然です。医療はいのちに対して、しゃしゃり出ることはしません。介護を主体にしながら、必要に応じて役割を果たします。

「在宅死は最高のぜいたく」、ぼくは本当にそう思います。本人の覚悟、家族の覚悟、いのちには終わりがあることの確認ができて、なじみのなかでのやりとりが死のその時まで続く、これほどのぜいたくはありません。医療のなかの死ではなく、生活の延長線上の死という意識がいいと思います。

自分のいのちです。最後は受け身にならずに、「こう死にたい」ともっとわがままを言ってもいいのではないでしょうか。

四十七歳の女性でした。胃癌で化学療法をしても卵巣転移を起こし、腹水が溜まるようになりました。腹水を抜いて、それを処置をして静脈に入れる治療を県立病院で繰り返していました。発病から一年二か月でした。県立病院の地域連携室から在宅医療の依頼がありました。

初めての訪問の時でした。座るのがやっとで、おなかは腹水でパンパンでした。食事はちょっとだけでした。貼付剤の痛み止めを使っていました。

「治療はもういいです。このしんどさをとってくれて、家で最期を迎えさせてほしい」と、率直に言われました。夫も同じ気持ちでした。今まで、癌センターでの繰り返しの化学療法もしたし、もしやと思っていろいろな医療機関にもあたってみたけれどと、夫は言っていました。本人は話をするのも精一杯でした。

両親を長くぼくが診ていました。診察室での手帳片手に説明をする父親の仕草を真似たら、笑い顔になりました。母親は大腸癌で、認知症の父親の介護中に亡くなりました。祖父がぼくの妻の父（大野内科の先代の院長）に往診を受けていて、最期も家で迎えたと聞きました。「そんな縁もあるんですか」と、ほぐれた感じのなかでぼくが言いました。

「次はいつ来たらいいですか」「一週間後でお願いします」

次の訪問日を決めました。薬は、痛みをとる貼付剤の量を増やすことにしました。学校の休暇で二人の娘が帰っていて、十分に時間を一緒に過ごしたから、娘が東京に帰るまでに最期をと、そこまでの覚悟も口にしていました。

訪問予定日の前日の昼に夫からの電話でした。「急に苦しそうに叫ぶような時がある」とのこと。往診車を走らせました。前回訪問時よりも衰えていました。本人が訪問看護は嫌だとのことでしたので、ぼくだけの対応になっていました。

「楽になる注射をしますから」と、筋肉注射をして、ぼくはほかの訪問の予定をこなして、また夜に立ち寄りました。昼よりは落ち着いた様子でしたが、腹水をひかす薬も飲めていなくて、また注射をしました。

その深夜、夫からの電話でした。「息をしていないみたいです」とのこと。雨のなかを駆けつけました。隣で横になっていた夫も気づかない、静かな最期だったようです。診療所の看護師に手伝ってもらって、エンゼルケア（亡くなってからからだをきれいにする）を一緒にしました。化粧は二人の娘にしてもらいました。自分の死を受け入れる潔さには、すごい意思の力を感じました。仕事が医療関係だったからかもしれません。

臨終を告げて、看護師が来るまでのあいだ、夫といろいろな話をしました。本人は、墓のこと、持ち物の処分など、きっちりしていたとのこと。最期は病院でなく、家でとそれも決めていたとのことでした。

在宅死は難しくはありません。やっぱり、最高のぜいたくです。

◆人工呼吸器について考える

ぼくは人工呼吸器は、からだの一部だと思っています。気管切開をするかどうか、人工呼吸器を着けるかどうかで、よく問題になります。

救急外来を受診したら、呼吸が十分でなかったら気管内挿管をして人工呼吸器の装着へと進みます。患者さんがはっきりと蘇生延命は望まないとの意思表示があれば別ですが……。これも難しい場面があります。本人の気持ちは蘇生を望まないとしても、付き添った家族が決断できずにずるずると人工呼吸器になって、あとあとが大変になる話も聞きます。

最近のことですが、神経難病で呼吸が苦しい場面のある患者さんがいました。何度となく気管切開、人工呼吸器の話し合いをしました。「そこまでしては生きたくない」と、手紙もいただきました。ただ、診察のたびにこころが揺れている様子でした。夜間に突然の呼吸停止があり、県立病院に搬送されて人工呼吸器をつなぐことになりました。

ぼくは手紙の内容とは違う結果になりましたが、これでもいいと思いました。その後、人工呼吸器で在宅のまま過ごしています。

人工呼吸器はからだの一部であり、特別なものではないのと同時に、生きるための道具だと思います。高齢者の長い入院の果ての最後の場面で、人工呼吸器が登場するのは切なくなります。家族の一分一秒でも長くとの気持ちがあったり、急な変化についてゆけない気持ちなどの事情はあるかもしれませんが、自然な流れに任せてあげたらいい場面で人工呼吸器を使うのはいかがなものでしょうか。

高齢者の入院を病院にお願いするときに、受け入れる医者から蘇生をしないことを確認してほしいとの話があります。これは配慮だと思います。死ぬ前には心臓マッサージ、人工呼吸器というのはぼくにはついてはいけません。ある程度の年齢以上の人には、蘇生はしないというのはひとつの見識だと思います。

気管切開をして人工呼吸器を着けた人が二人、マスクでの時間を限った人工呼吸器を使う人が一人、今のぼくは人工呼吸器を使う三人の担当医をしています。ぼくが駆け出しの医者の頃は、大きな箱型の機械で、すごく特別なものでした。そのうちコンパクトな人工呼吸器ができて、筋ジストロフィーの青年たちに家で使ってもらいました。

当時の養護学校高等部の生徒に、人工呼吸器を着けました。夜間だけ着けて、昼ははずして学校に通っていました。気管切開はしていました。修学旅行の時期になりました。学校は、人工呼吸器を使っての参加は許可してくれませんでした。校医もいたのですが、人工呼吸器の管理はとても無理だという返事でした。

「ぼくが同行するならどうですか」

その提案を受け入れてくれました。二泊三日の東京への修学旅行の参加が決まると、患者さんは元気になり体調に気を配るようになりました。当日、本隊はJRで出発、ぼくは年休をとって、夕方に東京に着くように飛行機で向かいました。宿泊するホテルには人工呼吸器を夜間に使うことを伝えてあったので、その両隣の部屋を空けてくれていました。このホテルの配慮は嬉しかったです。

ホテルで母親と人工呼吸器を組み立てて、動かしてみました。いつものようにリズミカルな動きにほっとしたことを覚えています。夜間はぼくは別の部屋で待機して、母親がいつものように痰をとってくれました。二日目のディズニーランドからなかなか帰ってこないので心配しました。夜九時を過ぎてバスでみんなと一緒に元気に帰ってきました。時間が長いので、別に早くホテルに帰ることになっていたのですが、夜のパレードも見たと聞きました。二日間とも問題なく、ぼくの出番はありませんでした。

卒業を前に、突然の気管からの大量出血のため、患者さんは亡くなりました。同級生の追悼文集に、修学旅行に一緒に行けたことがよかったとたくさんの同級生が書いていました。本当に、生きるための人工呼吸器のいい例です。

人工呼吸器を特別に考えることはないと思います。今は軽量ですから、車椅子で外出ももちろんできます。痰の吸引器と同じくらいの大きさで、外出はこの二つが必需品になります。筋萎縮性側索硬化症の六十代の人は、妻が車に乗せてよくドライブに外出していました。近所も車椅子で散歩をします。「人工呼吸器を着けたら寝たきり」ではありません。

人工呼吸器に暗いイメージを持ちすぎているようにも思います。ただ、神経の衰える病気での人工呼吸器は管理が比較的簡単ですが、気管支喘息などの呼吸器の病気での人工呼吸器はまた別で、管理が複雑になります。

「途中ではずすことができないから、着けるかどうかを考えてください」

ここが難しいですね。実際ぼくも「人工呼吸器で長く生きるか、自力で燃え尽きるか」との話をしたことがあります。途中ではずしてほしいと言われて困ったこともあります。今のぼくならどうでしょう、やっぱり「長く生きるなら人工呼吸器を、自分の力を全部使って自然に流れるなら着けないでもいい」と言うでしょう。

現実に、今も神経難病で何人かの人が「人工呼吸器を着けるかどうか」を決めないといけない場面になっています。十分な説明をして納得のゆくようにといつも思うのですが、きっぱりの人、決めても揺れる人、いろいろです。それが人間なのだと思います。

人工呼吸器は、生きるためのからだの一部分です。特別なものではありません。

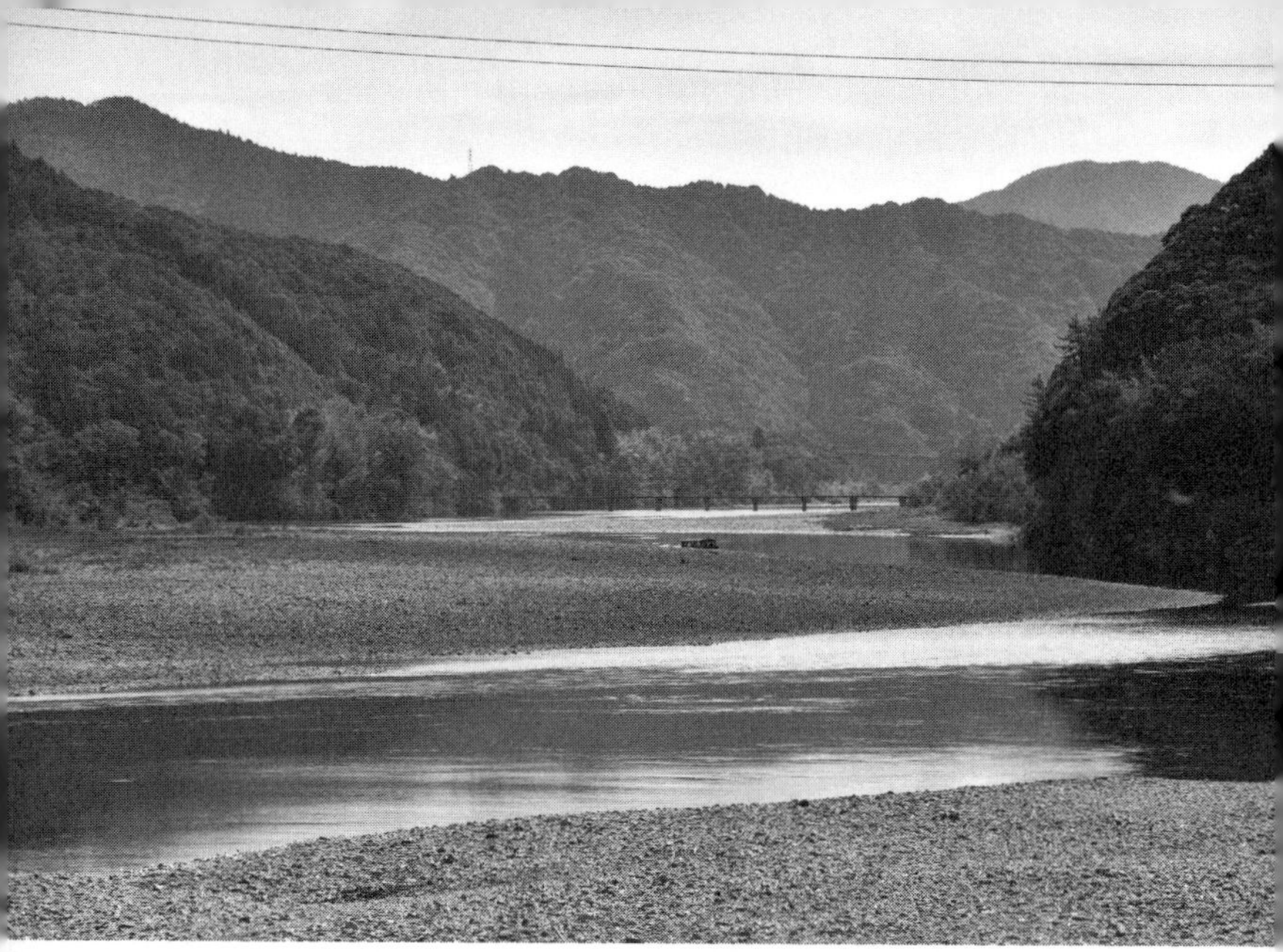

第六章　自然のなかで生きて

◆健康はこころとからだの両輪で

大野内科を改築した時に、二階に会議室を作りました。ぼくは以前から講演活動が好きで、高松赤十字病院時代は、香川県の全市町（香川県には村がありません）に講演に行ったことがちょっと自慢でした。四万十に来てからも、よくいろいろなところに行きました。

そんななかで、大野内科に通う患者さんや近所の人たちに話ができる場所をと、新しい診療所を建てる時に、二階に三十名ほどが集まれる会議室を作りました。無床診療所の大野内科には、ちょっと贅沢な場所です。

「大野内科健康教室」は、始めてから十年になります。第四土曜日の午後三時から四時までの一時間で、常連の人が二十人程度で、テーマによって、出席者の増減があります。新型コロナウイルス感染症の時期は休会が続きました。テーマは、からだとこころを毎月交代にとりあげるようにしてきました。

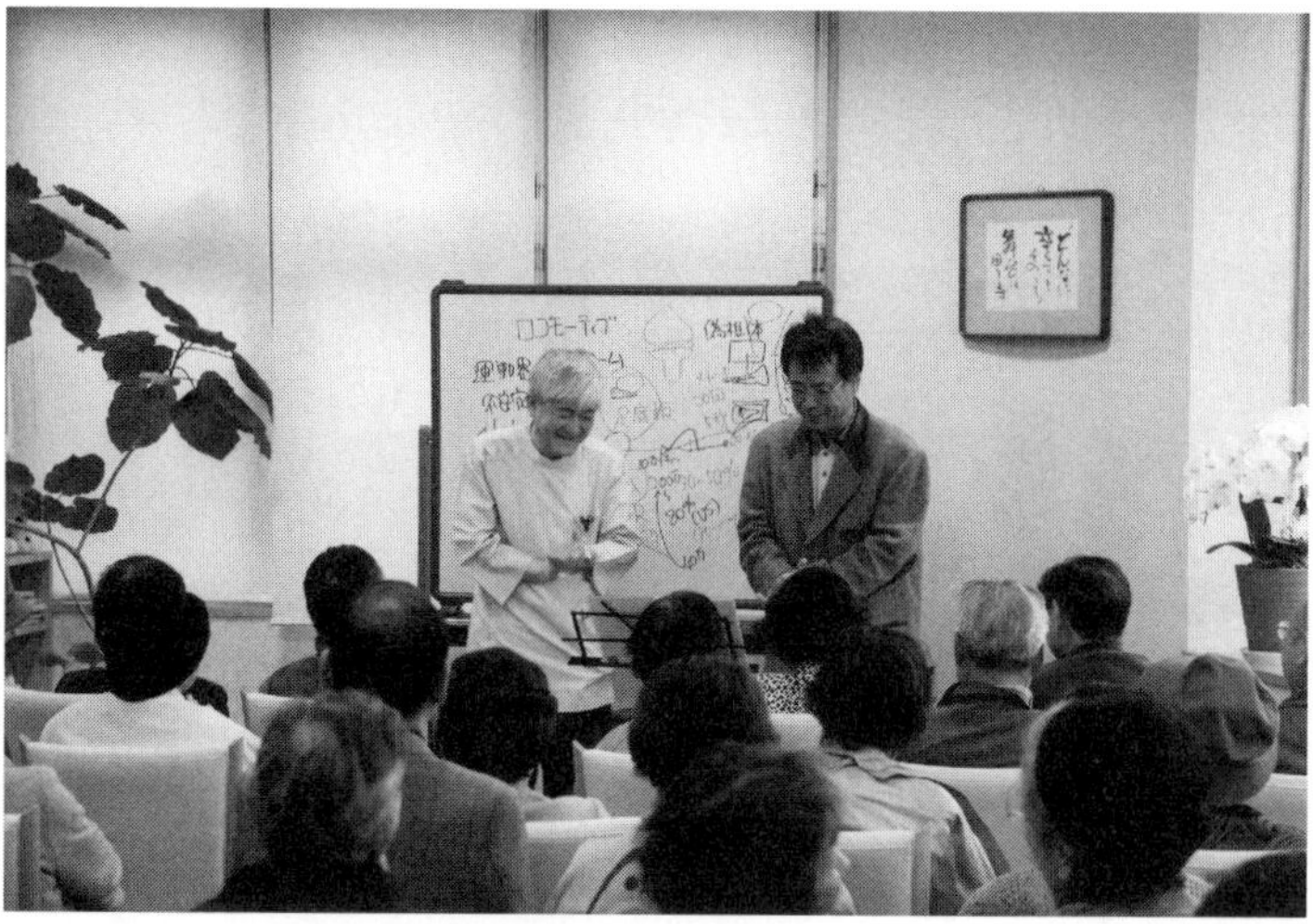

10年続いている「大野内科健康教室」。

からだとこころは健康の両輪であるというのが、臨床の場でぼくの強く感じてきたところです。からだには検診がありますが、こころには自分のこころの状態を確認する場面がなかなかありません。ぼくがつねづね思っていることを話したのが、第三回目の「あなたのこころ、元気ですか」で、その資料が手元にあります。

①からだとこころは健康の両輪と思っていますか
②ほかのひとと比べていませんか
③「なんとかなる」との楽観はあり

ますか
④なんでも話せる人を持っていますか
⑤笑っていますか、歌っていますか
⑥からだを動かして、頭が真っ白になる時間がありますか
⑦どうしようもないことを考えていませんか
⑧没頭する時間がありますか
⑨近い目標がありますか
⑩朝の目覚めは快適ですか
⑪眠りにこだわっていませんか、ラジオを友だちにしていますか
⑫なんともないのに、話していると涙は出ませんか
⑬肩こり、首の張り、胃の痛み、便秘などからだの調子がすっきりしないことが続きませんか
⑭私をよくやってきたとよいしょしてあげていますか
⑮「ありがとう」「嬉しい」「寂しい」と、こころを言葉にしていますか
⑯老いと笑って付き合っていますか——腰、膝の痛み、物忘れ——

⑰ちょっとばかりのいい加減さを大切にしていますか
⑱「できることはできる、できんことはできん」と、ひとりでしょいこまないでやれますか
⑲不安は生きている限りみんなあるもの、想像すると強くなると思っていますか
⑳「こうでないといけない、ここまでしないといけない」というこころの硬さはありませんか
㉑「揺れたらゆっくり揺れもどす、落ち込んだら慌てず落ちてみる」を忘れていませんか
㉒白黒をつけたがっていませんか
㉓ひとりで歯をくいしばっていませんか
㉔元気はだすものでなく、しみじみのなかにと思っていますか
㉕どんなにこころが辛くても、そのうち舞台は回ります

ふだんの生活でもそうですが、子育てや介護の場面でこころが乱れてしまう

時があります。その時に、体の症状に振り回されて、自分のこころを見失ってしまうことがあります。「この症状さえなければ私は元気に何でもできるのに」、この言葉を何度診察室で聞いてきたことでしょうか。「疲れていませんか」から始めて、そして「ストレスはありませんか」と話を進めます。

最近は、ぼくは「自分をドローンで見てみませんか」とお勧めしています。心身ともに、自分ががんばりすぎていないか、少し遠くからの視点で見たら違った自分が見えてくると話します。「何が一番ストレスか」がわかれば、まずは大丈夫ともいいます。こころが大丈夫でない人がどれほど多いことか。歯をくいしばっている人が、どれだけにこにこしていることか。

ぼくは介護の現場でも、「からだもこころも疲れないように」と、いつも口にします。お年寄りのこころの寂しさを、「言葉にして表現しないと伝わらない」とも言います。それはぼくが危なっかしい思春期を潜り抜けてきたからこそ、実感としてわかるところかもしれません。こころの健康は本当に大切です。

ただ、最近の青年はインターネットで調べてきて、診察室に入ってくるなり口にします。

「うつです。新型うつです。診断書を書いてください」

それともう一つ、ストレスがかかるとついつい食べてしまう人が増えて、かつてのようにこころが大変でやつれた人が少なくなってきました。

◆年齢で変わる、こころもからだも

ひたひたと老いは膝にもこころにも

診察室で患者さんと向かい合っていると、年齢による変化の愚痴をよく聞きます。からだのことでは、あちこちが痛いとの訴えがよくあります。

「年のせいと言われるから、どうしようもないです」

整形外科を受診して、検査をしても異常がないと医者は「心配ないよ」のつもりで、「年のせい」のひと言を使います。これでがっかりしている患者さんがどれほど多いことか。

年のせいと言うなら医者にもう行かぬ

これはぼくの父の川柳です。この気持ちは実感でしょう。ぼくは年のせいとは言いません。「年のせいですか」と聞かれても、「それだけではないでしょう。検査で全部がわかるわけではないですし」と言います。そして、「検査で異常がないなら、少しずつ動かしてみたらどうですか」と、運動をお勧めします。筋肉のやせてしまった人が、「ふらふらする、からだがしゃきっとしない」と訴えることもしばしば経験します。

年齢でのからだの変化の一番は、普段していないことはできないという現実です。

「これくらいのこと、以前はなんともなかった」

集落の一斉清掃や、庭の長時間の草むしりのあとに、筋肉の痛さに困ることがよくあります。毎日、畑に出ているお年寄りの体は元気です。太ももの筋肉が違います。ぼくは診察室で、患者さんの太ももに触ります。ふらふらするとか、転びそうになるという話が出た時です。「ここが大事です」と、森光子さんの話をします。スクワットをずっと続けていた話は有名ですが、そこまではしなくていいから、椅子から立つ、立ってまた座るのを日課にとお勧めします。椅子に座ってテレビを見るなら、足を水平にあげて五秒間そのままでを繰り返すことも話します。膝の痛い人にはとくにこれがいいです。

お年寄りの太もも、これが転倒の予防には一番の鍵になります。ある年からは、運動をしている人とそうでない人の差が大きくなります。膝、腰の痛みが出てくると動きががくんと少なくなります。それでも、体操やスクワットに似た太ももを強くする運動は大切です。それも繰り返しが大切です。

高知県の百歳体操は、なかなかきついです。これをみんなが集会所に集まってしている話をよく聞きます。運動といえば散歩とすぐつながりますが、歩くこともちろん大切、筋肉に負荷をかけて筋肉を鍛える気持ちの運動もまた必要な運動です。

畑仕事をしている人、それも草むしりができて、鍬を使えたら素敵です。介護の合間に畑でいろいろな野菜を作っては、近所に配っている人もいます。自分が食べることもうれしいことですが、ご近所さんに喜んでもらうのは、こころもウキウキしてくると聞きます。一石二鳥かもしれません。

こころは前にも述べましたが、年齢を重ねるとみんなが枯れてきてものに動じなくなるわけではありません。不安が強くなり、そして口数が少なくなり、第二の思春期を迎えることもまれではありません。

こころが揺れる、決断ができない、どうしようもないことを考え続ける、そしてそれを言葉にできないでひとり悶々とする、まさに思春期です。お年寄りのこころは聞いて聞いて初めて本音が出てきます。お年寄りには、「死」の不安がもとにあります。「これからどうなるのか」の下り坂の寂しさがあります。周囲の人には、「あなたほど恵まれている人はいない」と言われながら、こころが病んでいる人もいます。

「素直に頼る、頼みましょう」と、ぼくはお勧めします。かつての自分ならできることが、ストレスになることがよくあります。「あなたたちには迷惑はかけないから」と言うよりも、「みなさん、年をとったらよろしくお願いしますよ」と明るく表明したほうがいいと思います。こころを言葉にしながら、口にするのは明るい言葉ばかりにならないように、それがお勧めです。

ひたひたと老い　あらがうかなりゆきか

樹木希林さんの『一切なりゆき』が有名ですが、ぼくは多少は運動して、何歳になっても筋肉は太る可能性を確認する気持ちになったり、からだは少し老いにあらがう部分をもったほうがいいと思います。こころは「なりゆき」の現実を受容する柔らかさは大切だと思うのですが、思春期のように自分でもてあますこころになることがあるのを自覚することもぜひ忘れないでください。

百六歳の人を長く訪問していました。百六歳になっても、「遠いところをすみませんでした」と聞きました。亡くなる半年前まで、化粧水を使っていたと聞きました。亡くなる半年前まで、化粧水を使って帰ってください」と声をかけてくれました。超高齢者の人は言葉に力があり、ユーモア豊かで、そして身なりに気を配っています。

からだもこころも生き生きとしみじみと、豊かに年を重ねる毎日が一番だと思います。一人暮らしでも、ヘルパーさんや通所リハビリテーションをうまく使いながら、けっして辛い老後でなく過ごせます。

「終わりよければすべてよし」、晩年のぼくの父はよくそう口にしていました。

苦労の多かった父でしたが、満足する老いの日々だったのは息子として嬉しいかぎりです。

◆認めれば、からだもこころも平穏に

「認めること」は、大切なことだと思います。思春期の子どもたちも自分を認めてほしいから、大きく揺れている場面もあるでしょう。思春期の子どもは干渉する親を嫌います。どっしりと大きく包み込む気持ち、「私の子どもだから」の信頼は大切だと思います。

診察室でも、付き添ってきた母親が本人をさしおいてしゃべろうとします。「まずは本人から聞きましょう。どんな調子ですか」と、ぼくが問います。しばらくの沈黙があります。ぼくは待ちます。母親が口を挟みます。「じつは朝なかなか起きられないんです」、「お母さんに聞いているのではありません。ご本人からどうぞ」、そう言ってまた待ちます。沈黙に耐えられなくなってまた母がしゃべろうとします。「お母さん、ちょっと席を外してください」と、レッ

ドカード、診察室からの退場を命じます。

「お母さん、いつもあんなのですか」と聞くと、にやっと笑って、そこからこころがほぐれて話が始まります。子どもをひとりの人間として認めることは、大切なことだと思います。親子がそれぞれを認めること、当然のことのようでつい忘れがちです。


認知症の親の現状を認めたくない娘のこころが、大変になることがあります。「なぜこんなことができないの。さっきも言ったじゃない」といらだつ娘。その言葉に、年老いたこころはどれほど傷ついていることか。

「できないことをどうして要求するのだろう」と、不思議に思う場面はまれではありません。パーキンソン病の人に「さあ急いで」のひと声も辛いでしょう。診察を終えて杖を探しているお年寄りに、「杖はこっち、なにしているのよ。次の患者さんが待っているじゃない」と付き添う家族から声がかかります。「ゆっくりでいいですよ」と、ぼくは家族を制します。今の状態を認めるのは、自分のこと相手のこと、やっぱりときどき冷静に確認しないといけないんですよね。

「どうしようもないことを認めること」、臨床にはこんな場面がよくあります。いのちにはどうしようもないことがあります。認知症もしかり、癌もしかりです。「どうして私がこんな病気にならないといけないのか」の悶々とした気持ちのままで、こころが揺れることがあります。このどうしようもないことを認めると、場面が変わります。

癌が進行して、治療法が尽きてしまった場面があります。「治療法がないなら家に帰ります」と、言い切れる人は幸せです。現状を認めたところから始めると、充実した時間が送れます。「どうして私がこんな目に……」が続くと、そこからが進みません。こころの安定もありません。

神経難病も一緒です。神経難病の患者さんももちろん大変ですが、しだいに進行する病気を介護する家族はからだもこころも大変だと思います。人工呼吸器を着けて、胃ろうを造って在宅を続ける患者さんがいます。二週間に一回、気管カニューレ（人工呼吸器から肺に空気を送り込むために、気管切開した場所に着ける管）を交換するためにぼくは通っています。

患者さんは、筋萎縮性側索硬化症を発症して十五年になります。ぼくが在宅医療を引き継いで八年になります。それ以後ずっと訪問しているのですが、その間ほとんどひとりで妻が介護を続けています。

車椅子で人工呼吸器を膝に乗せて散歩をしたり、車でドライブに連れて行ったり、毎日が単調にならないような生活の工夫をしていました。処置の手際はいいし、いつも湿っぽくない言葉や態度には、介護のプロのような品位があります。

ぼくが担当してから、肺炎で二回、胆石症と胃静脈瘤の出血でそれぞれ一回入院しました。それ以外に発熱して、在宅のまま抗生剤の治療をしたのも何回もあります。妻はどんな時にも冷静で、ぼくへ明るく報告の電話をくれます。

だんだんと手足が動かなくなり、目での合図もわかりにくくなりました。そのなかで、妻の態度は一貫して、患者さんのいのちだけを見つめているように思いました。どんなに不自由になろうが、意思の疎通が難しくなろうがそんなことはどうでもいい、いのちと自分は向き合っているのだとの迫力を感じました。

筋萎縮性側索硬化症という難病中の難病を認めるどころか、そんなことはさておき夫への純粋な気持ちを感じました。用事があると、朝の七時に妻から電話がかかります。熱が出ている、脈が速い、下痢をした、ぼくの指示を受けるためです。ぼくも看護師に指示するように、話します。だいたいこの電話のやりとりから、かかわるみんなの動きが急になります。そして、何度も危機を乗り切ってきました。

患者さんは何にも言えない、言いません。妻がいのちのすべてをしょっています。「どうして私はこんなことまでしないといけないのか」を微塵も感じさせない妻の強さ、明るさはどうしてだろうかと、診察の帰りに思うことがあります。

「人間はここまでなれる、人間はすごい」、そんな患者さんに出会います。介護する人にも、そう思うことがあります。現状をきちんと認めて、「どうしようもないことはどうしようもない」と、こころに決められる人は素敵です。

病気を認め、現状を認めて限られた時間を濃密に過ごすのはそばで見ていて、すごいなあと思います。その限られた時間が、この夫婦は十年を超えました。「人間はすごい」「こんな素敵な人がいる」、臨床の場でそう思います。

◆四万十に来て変わった、人生の感じ方

ぼくの医療者としての経歴は変わっています。弘前大学在学中から、「田舎の医者」になろうと思っていました。医学博士の称号はいらないと、卒業するまでに決めていました。高知で医者をするとすれば、当時は高知県は、徳島大学の医局の派遣先でしたので、徳島大学に入局しました。

大学病院には八か月しかいませんでしたが、その頃のひとつひとつの出来事が今となっては懐かしく思い出されます。よく叱られました。気持ちよく、同期の右代表で叱られていました。初めて派遣されたのが、高松赤十字病院でした。臨床大好きのぼくを指導医をはじめ、先輩の先生方がのびのびと育ててくれました。

田舎医者になろうと思っていましたので、整形外科、麻酔科、泌尿器科などいろいろな病棟に内科医として出入りしていました。幅広く経験しておきたい、大きな病院は「ぼくの修業時代」だと思っていました。神経内科部長になって

も、週一回は内視鏡室で若い医者と内視鏡検査を一緒にしていました。緩和ケアも訪問診療も、この病院で看護師さんたちと経験しました。「もっとこの患者さんに何かできないか」の毎日は楽しかったです。

四万十の地で神様と呼ばれていた妻の父の病気がわかった時、当然のように後継者としての話がありました。ぼくは地元の土佐市での地域医療をずっと思い描いていましたので、四万十への誘いは迷いました。その時に思ったのは、亡くなった内科部長の「小笠原君は患者がいれば、どこでも医者ができる」の言葉が一つと、「このままの勤務医を続けていたらきっと死ぬ」との妻のひと言でした。夜中の呼び出し、休日ももちろん出勤するぼくの生活は体がいっぱいいっぱいになっているとの指摘でした。そして、ぼくの父の後押しのひと言もありました。「やりたいことをこんなにやってきて、もうこんないい時代はないから高知に帰ってきたらどうか。一緒に川柳をしよう」、この誘いには参りました。

ということで、四十五歳の働き盛りの内科医が、四万十の土地に移りました。土地の人たちは暖かく迎えてくれました。神様の婿というのが少し座り心地がいいとはいえませんでしたが……。弘前へ行く時もひとり、徳島へ移る時も誰も知らない土地、旅人のような気持ちは今から思い返せばいつもあったのでしょうか。

自分の鍛えてきたこと、自分らしさを出すまでには、少しの時間がかかりました。蕁麻疹、虫刺され、切り傷、なんでもありのかかりつけ医の心地よさにだんだん慣れてきました。それから、訪問診療へと広がってゆきました。神経疾患を診察する常勤の医者がこの地域にはいないので、それも続けてきました。

高松の病院時代は、「この患者さんにもっと何かできないか」でした。四万十に移ってからは、「この患者さんに何をして何をしないか」への変化がありました。四万十の四季のなかを往診車で走ります。大河の堤防に季節を感じます。菜の花、桜、あざみ、紫陽花、コスモス、鳥の鳴き声も往診車を降りるといたるところで聞こえます。

夕焼けのなかを訪問診療を終えて、診療所に帰ります。ちょうど四万十川の川上に落ちる夕陽に向かいます。患者さんのいのち、そのいのちを支える家族の気持ちを思うと、夕焼けに涙が出てきます。夕焼けに涙するぼくになろうとは思いませんでした。

「ひとのいのちも自然のなかのもの」、これがぼくの今の到達した心持ちです。

在宅医療のなかで、いのちの自然さを一番に考えます。食べられなくなったらすぐ点滴ではなくて、どうしたらこのいのちに、ふたりの最期そして家族の気持ちに自然だろうかとそんなことを考えます。妻の両親を家で看取りました。ふたりの最期は対照的でした。義父はぎりぎりまで戦う最期でした。義母は自然の流れに乗りました。

四万十に来て自分が深くなれたのは、いのちと格闘してきた高松時代があったからこそだと思います。医療の基本は、二十年の高松時代が作ってくれました。そして、勤務医時代の自然のかけらも感じないでひたすらひとのいのちしか見ていないぼくは、きっと行き詰まってしまったのではないかとも思います。妻の言うように、体を壊していたかもしれません。信仰のないぼくは、看取りをしながら燃え尽きていたかもしれません。

四万十の自然が、ぼくを変えました。そんなにぴりぴりしなくてもいい。自分がいい年齢になったからかもしれませんが、患者さんの在宅の看取りをしながら幅も広がりました。深く、広くなって、今がぼくの医者としては一番の旬だと思います。

「いつ最期が来ても、もっとこんなに生きたかった、これをやり残していると思うことはない」と、妻や子どもたちに繰り返して言います。患者さんに言ったことは、自分にもといつも思ってきました。子どもに対する態度もいつもそう思ってきました。最期もきっと、患者さんといろいろやり取りをしてきたことと同じようにと思います。

自然には癒す力があります。言葉もまたひとを癒します。ぼくは川柳の世界にいるので、言葉には敏感です。患者さんへのひと言に気を配ります。自然と言葉、この力を改めて感じたのが、四万十の二十年でしょうか。

「在宅医療は科学ではなく文学だ」とも思うようになりました。ひとりひとりの患者さんとのやりとりもまた、ぼくを鍛えてくれました。四万十のお年寄りのきっぱりとした言葉や、巧まざるユーモアにぼくは癒されています。

◆ひとのいのちも自然のなかのもの

今までにも何度も述べてきたように、四万十の地で在宅診療をしながらぼくの到達した境地が、「ひとのいのちも自然のなかのもの」です。

四万十川に沿った家は、川からだいぶ離れた場所の山際に建っています。らせん階段のような坂道を上がって、庭に着きます。ここまで、かつては洪水が来ていたのだと自然の厳しさを感じさせます。堤防が整備されるまでの暴れた川の話をお年寄りから聞きます。川漁師から、川船が太平洋まで流されたと笑って聞かされたこともあります。

「自然には勝てない」との雰囲気が伝わってきます。「騒ごうがわめこうが春が来ないと雪はやまない」と、弘前の学生時代に手紙によく書きました。高知で育ったぼくには、自然を感じるのは台風が一番でした。風が吹き、雨が降り、海鳴りが遠くから聞こえました。

どんなに大変でも、三日とこの状態は続きません。台風一過の青空のもとで、台風の被害の後始末をします。それが土佐の自然です。弘前では、十一月の第一週に初雪があり、四月まで雪を見ない日はないほどに雪に閉じ込められました。ぼくはその長い雪のなかで、手紙を書き続けました。そして、本を読みました。津軽、弘前でもぼくは旅人でした。旅人の目で、津軽の自然を見ていました。

ぼくは四万十の生まれではありません。同じ高知県でも、四万十のある西南部の幡多《はた》地方と高知市を中心とする地域とは、言葉も気質も違います。四万十の言葉は、純粋の土佐弁よりもずっと優しい響きを持ちます。高知市までは百キロ、高速道路は全通していません。この遠さが、四万十の自然を守り、また一味違う文化を守ってきたのでしょう。

ぼくが四万十に来て、診察室で感じたことがあります。患者さんが自分の死に方を口にすることが多いのです。「死はタブーではない」のきっぱりさが、四万十の気風かと思ったことでした。実際、在宅での看取りを経験してきて、本人も家族も、いのちの最期に対してきっちりした気持ちがあるように思いました。

最先端の医療を受けようと思うと、百キロ先の高知市まで出てゆきます。実際に、癌の手術を高知市で受けて、定期的に高知市に通院している人がたくさんいます。医療過疎は今に始まったことではなく、以前は地域の保健師の駐在制度があり、この地の医療保健に大きな力になっていました。

自然を生で感じることと、医療が遠い存在であることが、自分のいのちにも感じるところがあったのかもしれません。ここらあたりはぼくは土地の人間ではないので、想像でしかありませんが。

ぼくは四国の中核都市、高松市の大病院の高松赤十字病院で、いのちと格闘してきました。そのぼくに、四万十の人たちのいのちを語る言葉が新鮮でした。

「自分もあんなふうに死なせてくれ」

そう言われたことは、一度や二度ではありません。妻を在宅で看取ったあと、何年か経ってその夫がそう言いました。

「わかりました。辛くないように、痛まないように、できるだけやってみます」

そう答えたのでしたが、倦怠感が強くて弱音が出ました。

「先生、家内の時はこんなのではなかった。もっと楽そうだった」

そう言われて、苦笑いしたこともありました。死ぬこと、仕舞うことは自然なことだとの気持ちを新鮮に感じることが続きました。

百歳以上の四人を在宅診療で診ています。この日は、百歳を迎えた人の診察に行きました。この患者さんは、九十歳で悪性リンパ腫になり、化学療法をして寛解を迎えました。

「長生きしました。九十歳で病気をした時は、車を運転して県立病院に通いました。私ははちきん（高知でいうきっぱりした男まさりの女性）で、昭和三十年代に車の免許を取りました。ここらあたりでは女では私だけでした」

回想していても湿っぽくなく、一人暮らしなのだが自然体なのです。「何があってもさあいらっしゃい」の境地のような気がしました。

いのちに無理はしない、その人らしく、「痛みはとり、こころに対応して、一日が少しでも充実するように支えてゆく」、それがいのちの最期にはいいのではないかと思っています。それが四万十でいう「いい仕舞い」につながることではないでしょうか。

先日、在宅ケア学会で講演の機会をいただきました。ぼくは四万十の「いい仕舞い」の話をして、在宅医療は、「支える、補う、ねぎらう」役ではないかと話をしました。医療は一歩も二歩も引いて、自然さにゆだねること、そしてそこでひずみのあるところを修正する役です。その人の生きる力を信頼すること、そしていのちには最期があることを頭に置いてかかわってゆくと、患者さんにとってのいい仕舞いにつながると思うのです。

いい仕舞いは自然さを大事にすることが大前提だと思います。いのちに無理をしてはいけません。四万十川の河口に立つと、全長百九十六キロメートルを蛇行を繰り返してきて、ここで太平洋に注ぐのだとの感慨があります。源流の一滴から、ここまでに何億のいのちを育みながら、太平洋に注ぐのです。「ひとのいのちも自然のなかのもの」、ひとだけが特別ではないのです。

◆死ぬまで生きる

「そうしたら、死ぬまで一緒にやりましょう」

患者さんが在宅死を希望したら、ぼくはそう患者さんに言います。「ひとは仕舞う時が来る」、それは突然であったり、認知症であったり、癌であったり、神経難病かもしれない。その死ぬまでをどう生きるか、「どう仕舞うか」は「今をどう生きるか」なのだと思います。

患者さんと家族とのやりとりが遠慮なくできるのが、在宅医療のいいところです。病院のように気を遣わず、食べることも眠ることも、話をすることも自分の思ったままにできる、それがいいのです。

話し好きの八十代の女性が、肝臓癌で治療ができずに退院してきました。家族は在宅を希望しました。長く診療所に通う患者さんでした。初めての訪問診療の時、「うわー、すごいですねぇ」と、思わず大きな声をあげました。高知県出身の三山ひろしのポスターが部屋中に貼られていました。

「三山ひろしの歌は全部覚えている。カセットでいつも聞いている」と言います。元気な時は追っかけをしていたそうな。しばらくして、患者さんに黄疸が出てきました。ぼくが診察に行った時にも、娘が来て、孫が来て、ひ孫もよく来ていました。

「先生に診てもらって、ことっと逝ったらしあわせ」、と最期が近づいた言葉を口にしました。ぼくはそういう時に否定はしません。患者さんは自分の死期を知っていると、ずっと思ってきました。

「死ぬまで生きましょう。一緒にやりましょう」

ぼくはじめじめしない会話をしました。孫が差し入れてくれたものは食べました。「うなぎが食べたい」と言えば、誰かが差し入れていました。

土曜日の午後でした。訪問看護師がまず呼ばれました。体がしんどいとのこと。ぼくに連絡があり、午後四時過ぎに診察に行きました。看護師とぼくがベッドを挟むようにして、看護師が背中をさすり、ぼくが患者さんに話しかけました。二時間ぐらい経ったでしょうか、「夜の薬を飲んで、今日は早く寝ましょうか」と、声をかけました。看護師が介助して気持ちの落ち着く薬を飲んでもらって、ぼくたちは一旦引き上げました。

二時間もたたないうちに、電話がありました。

「だめみたいです」

息子からでした。救命救急士の勉強をしている孫がそばで脈をとっている時に、呼吸が止まったそうです。最期まで饒舌で、だれかが会いに来てくれると元気が出たとのことでした。本当に、「死ぬまで自分らしく生きた」、そんな印象を受けました。

「最期まで食べて、しゃべられてよかったですね」

息子にそう言いました。まさに「死ぬまで生きる」をやり抜いた人でした。前夜は初めて息子がベッドのそばで寝たそうです。「息子は頼りない、嫁じゃないといかん」と、叱られたと息子が話してくれました。

「死ぬまで、その人らしく」、それが一番です。ぼくたち医療者はややもするといのちの最期を無機質に、画一的にしてはいないだろうかと思います。生きてきたように最期があり、最期までその人らしくはもっとできるはずだと思うのです。

「私は夫に叱られるばかりでした。私への最後の言葉もバカのひと言でした」、ずっと介護を続けた妻が、臨終を告げたぼくに苦笑いしながらそう言ってくれたこともありました。きれいでなくてもいい、そのままの関係でそのままの素の言葉のやりとりのある、最期が人間らしくていいと思います。

「痛かったら痛いと言ってくださいね」

何度も念を押しても、無理をしている人もいます。「乱れてもいいですよ。このやぶ医者、と怒鳴ってもいいですよ」と、ぼくは声をかけます。まるで役者のようにいい人を貫き通す様子にはがゆくなることもあります。病院では遠慮してしまう素のやりとりを在宅では死ぬまで続けられたらと思います。

癌でも、認知症でも、その人のいのちをすべて使い切った最期なら、老衰と一緒だと思います。自分のいのちを燃やし続けて最期を迎えるのがいいと思います。

「いのちをすべて使い切った最期ですね」

そんな声をかける在宅死があります。食べられなくなっても、自分のいのちを使い切るように静かな一日一日を重ねる人がいます。認知症で食べられなくなっても、緩やかに衰えてゆくのは、まるで大木が倒れるような感じを受けます。

それを医療行為をしないで見守るのは、現場で長くいのちを見つめてきたからこそできることだと思っています。何も手を出さないで見守ることも医療です。

死が避けられないとすれば、その瞬間までその人らしく自然な流れのなかでやりとりをしてゆくことが一番ではないでしょうか。

「死ぬまで生きる」

その覚悟の延長線上に、いい仕舞いがあるように思います。本人も、その家族も一緒にその気持ちになった時に、穏やかな世界が広がります。在宅医療はとくにそれを感じられます。よく死ぬことはよく生きること、それをいつも思います。

小笠原 望（おがさわら・のぞみ）

1951年高知県土佐市生まれ。1976年弘前大学医学部卒業。高松赤十字病院を経て1997年大野内科（四万十市）勤務。2000年同院長、2018年同理事長就任。外来診療に加え、かかりつけ医として在宅医療で地域医療を支える。「四万十のゲリラ医者」として活動している。患者だけでなく、地域住民を対象に2010年からはじめた「健康教室」が人気で、すでに開催100回を超えた。趣味は川柳で受賞歴多数。

著書に『診療所の窓辺から』（ナカニシヤ出版）、『いのちの仕舞い―四万十のゲリラ医者走る！』（春陽堂書店）などがある。

四万十の流れのように生きて死ぬ

いのちの終わりを自然に受け入れるためのヒント

2021年 6 月18日　初版第 1 刷発行
2021年11月 1 日　初版第 3 刷発行

著　者　小笠原 望

編集協力＝岸川貴文
ブックデザイン＝三村 漢
イラスト＝太田裕子
写真＝森 千里

発行者　松原淑子
発行所　清流出版株式会社
〒101-0051
東京都千代田区神田神保町 3-7-1
電話 03-3288-5405
ホームページ http://www.seiryupub.co.jp/

編集担当　秋篠貴子
印刷・製本　シナノパブリッシングプレス

乱丁・落丁本はお取替えいたします。
ISBN978-4-86029-506-6